看護にいかす
認知症の人との
コミュニケーション

現場で使える理論とアプローチ

飯干紀代子 著

中央法規

はじめに

　2018年現在，日本の総人口に占める65歳以上の割合は28.1％，4人に1人は高齢者です。平均寿命は，男性が81.09歳，女性が87.26歳で，過去最高を更新しています。日本は長生きできる国なのです。一方で，年をとることは認知症になる確率を高めますから，2025年には5人に1人が認知症という推計値も出ています。

　長寿社会は社会にさまざまな変化をもたらします。医療現場もそうです。これまでは，「1回の説明でわかってくれる」「こちらの事情を察してくれる」「指示通りに動いてくれる」といった患者が主体であった診療科にも，高齢者，認知機能が低下した人，認知症の人の姿をみかけます。むしろ，そのような患者のほうが多数を占める場合もあります。それが長寿社会です。

　「何度も同じ説明をしなくてはならない」「わかっているのか，わかっていないのかが，そもそもわからない」「どうしたら覚えてもらえるのか」「急に怒り出す」「会話したいけれど，何を話したらよいのか見当もつかない」，認知症患者の看護場面で，多くの人がこのような困難を感じているのではないでしょうか。

　認知症患者とコミュニケーションをとるためには，新たな知識とコツが必要です。認知症患者には聴覚や視覚，認知，言語，構音など，重複したコミュニケーションの不具合があるからです。効果的なコミュニケーションは治療的に作用します。認知症患者用のコミュニケーションスキルの新たな引き出しを増やしましょう。このスキルを身につけることは，超高齢社会における新たな看護力を得ることを意味します。

　本書は「現場で使える」ことを第1の目標にかかげ，認知症患者とのコミュニケーションの方法を，できるだけわかりやすく具体的に示すこ

とを心がけました。あわせて，その基盤となるコミュニケーション理論や科学的根拠も提示しました。最後の章には，コミュニケーションを続けるうえで見落とせない，看護師自身のメンタルヘルスの大切さにも触れています。自分の心に余裕がないと，それが相手に伝わって，ぎくしゃくするのは認知症の人も同じです。自分のストレスを上手くコントロールしたいものです。

　看護場面で認知症患者とコミュニケーションをとる時に生じる「わからない」「困った」「イライラする」を1つでも軽くすること，その結果，認知症患者と家族，そして自分自身に心豊かな時間が生まれること，この2つに少しでもお役に立つことができれば幸いです。

2019年4月

飯干紀代子

看護にいかす
認知症の人とのコミュニケーション

目次

はじめに

第1章 認知症の人とコミュニケーションをとるための基礎知識

1. Speech Chain からみたコミュニケーション障害 ……… 2
2. 言語・準言語・非言語 ……… 6

第2章 認知症の人のコミュニケーションの特徴
―― 低下している機能と保たれている機能を見極める

1. 多くの認知症の人に共通する特徴 ……… 12
2. 原因疾患別のコミュニケーションの特徴 ……… 32

第3章 認知症の人とのコミュニケーション10の原則

原則1	コミュニケーションの不具合そのものが看護の対象 ……… 51
原則2	まずは環境調整から ……… 55
原則3	必ずあるコミュニケーションルート ……… 58
原則4	生活史はかかわりのきっかけ ……… 61
原則5	正面から目を見て3秒待つ，手を触れる ……… 65
原則6	あれ・これ・それを使わない ……… 68
原則7	文字を効果的に使う ……… 71

原則 8	非現実・妄想世界を楽しむ ……………………………………… 75
原則 9	粗暴行為などの困難事例は2段構えで ……………………… 78
原則 10	できることはやってもらう，自己肯定感は人間の基盤 …… 81

第4章 場面別の心構えとおすすめの対応法

1 看護行為場面 …………………………………………………………… 86
- 更衣　86
- 整容　89
- 入浴　92
- 排泄　94
- 食事　96
- 本人と家族が一緒にいる時　98

2 行動・心理症状 ……………………………………………………… 101
- 家に帰りたがる　101
- 何度も同じことを尋ねる　104
- うつ状態　106
- 意欲低下（アパシー）　109
- 暴言　111
- ひっかく，たたく，つねる　113
- 汚れたものをポケットに　115
- ごはんを食べていない　117
- 入院している認識がない，忘れている　119
- 季節・日にち・時間がわからない　122
- 悪口を言っている　125
- 盗まれた　128
- メガネがない，コップがない　130
- 人物誤認　133
- リハビリや検査を「聞いていない」と言う　135

3 特定の障害がある場合 …………………………………………… 138
- 難聴がある　138
- 失語症がある　141
- 構音障害がある　144

第5章 看護師自身のストレスマネジメント
―― 認知症の人とのよりよいコミュニケーションのために

1. 看護師のストレスとバーンアウト 148
2. ストレスの対応法 155

索引 168

第1章

認知症の人とコミュニケーションをとるための基礎知識

1 Speech Chainからみたコミュニケーション障害

コミュニケーションとは

　コミュニケーションとは，人と人の間で行われる次の3つのような行為のことです。
❶互いに情報を伝える
❷感情を共有する
❸人間関係を形成する

　家族，友人，地域などの集団に属し，社会を形成して暮らす私たち人間にとって，コミュニケーションは欠くことのできない基本的な活動です。人は誰かとコミュニケーションを行わなければ生活することはできません。コミュニケーションは人間としての存在の根幹をなすものといえるでしょう。

　3つの行為の意義を順にみていきましょう。❶の「情報の伝達」は，「入院期間は1か月です」のように事実を伝える，「3時からリハビリです」のように行動を促す，「明日は検査ですよ」のように予定を示すなどといった役目をもちます。

　❷の「感情の共有」は，「息子さんが来てよかったですね」のようにともに喜ぶ，「検査が痛かったですね」のようにつらさや悲しみを推察するなどといった役目です。言葉で表現するだけでなく，"微笑んで手を握る"のように表情や行動で表現することで気持ちを共有することもできます。

　❸の「人間関係の形成」は，患者や家族との信頼関係をつくり上げたり，職場のスタッフとの関係を円滑に保つといった役目です。

超高齢社会における看護師の職務

　看護師の職務内容は多岐にわたり，勤務場所によっても異なりますが，認知症の人に関わるという視点で整理すると，次の内容に区分されます。❶バイタルサインのチェック，❷点滴や薬の管理，❸入浴やおむつ交換などの身体的ケア，❹食事の配膳と介助，❺患者や家族への問診，❻検査などへの誘導や検査内容の説明です。これらのすべてに，何らかの形でのコミュニケーションが存在することがわかります。

　患者は，心身に何らかの不具合が生じて来院していますので，迅速でありつつも柔らかさや暖かさのあるコミュニケーション態度が望まれます。これまでは，このような態度を保っていれば，多くの患者は1回で話が通じたことでしょう。あるいは，こちらが言う前に察して動いてくれる患者も少なからずいたことでしょう。

　しかし，超高齢社会では，そのような患者は，むしろ少数派であるといえるでしょう。認知機能の低下した患者に対応するのは，維持期や介護保険関連施設などに限定されるのではなく，ICUや急性期病棟，内科，外科，眼科，皮膚科などあらゆる診療科にわたる，それが超高齢社会です。そして，今後はこの傾向がさらに進んでいくのです。認知症の患者，あるいは認知機能の低下した患者へのコミュニケーション方法の習得は，当然身につけるべき技能の1つ，といえるかもしれません。

　看護師が認知症や認知機能の低下した人と和やかに適確にコミュニケーションをとることのできる病院であれば，それはどの患者にとっても過ごしやすい病院ということができるのではないでしょうか。

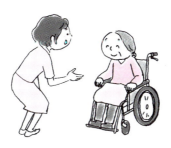

Speech Chainからみたコミュニケーション障害

人と人との間でやりとりが成立するためには、❶感覚レベル(聴覚や視覚で情報を受け取る)、❷概念レベル(意思を形成する)、❸言語レベル(適正な用語や文法を想起する)、❹運動レベル(唇や舌などの発声発語器官を動かす)といった4つの過程が必要です。これをSpeech chainと言います(図1-1)。これらのどれが損じてもコミュニケーション障害が起こります。

認知症におけるコミュニケーション障害は、基本的には上記❷概念レベル(考えがまとまらない)、❸言語レベル(言いたい言葉が出てこない)、の2つのレベルの問題ですが、加齢による難聴や視力低下、発声発語器

図1-1 コミュニケーションにおける情報のやりとり(Speech Chain)

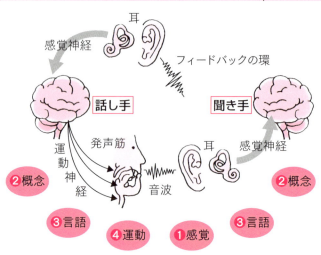

話し手に何らかの概念が想起され、内言語化され、発声発語器官が運動して、発話が表出されます。その発話は、音波として聞き手の耳に届き、聴神経を上行して、理解され、聞き手側に新たな概念が生まれます。

(Denes PB, Pinson EN: The Speech Chain: The Physics and Biology of Spoken Language, 2nd ed. Freeman and Company, 2007.を一部改変)

官の運動機能低下など，❶から❹のすべてのレベルに何らかの支障をきたす可能性があります。介護保険関連施設利用者の70〜90％が何らかのコミュニケーション障害をもち，その多くが障害を重複していることが報告されています。表1-1に❶〜❹のレベルごとにどのようなコミュニケーション障害が起こるかを示します。それぞれに応じたコミュニケーション支援を考えることが大切です。

> **メモ**
>
> **何らかのコミュニケーション手段がある**
> 全くコミュニケーションがとれない状態である患者は極めて少ないことも事実です。アルツハイマー型認知症のうち，❶感覚，❷概念，❸言語，❹運動の4つとも低下しているのは5％に過ぎないことが示されています。つまり，95％の患者には，何らかのコミュニケーション手段があるということです[1]。

表1-1　情報処理レベル別のコミュニケーション障害の種類

情報処理レベル	主な障害領域	主な障害名	症状
感覚レベル	聴覚	加齢性難聴	耳の聞こえが低下する
	視覚	白内障・緑内障	視力が低下する・視野が狭まる
概念形成レベル	概念形成	認知症・知的機能低下	考えをまとめられない・理解できない
言語レベル	内言語	失語症・認知症	聞いた言葉が理解できない 書いてある文字が理解できない 考えたことを的確な言葉に置き換えられない・文字で書けない
運動レベル	発声・構音	構音障害	声が出せない・小さい ろれつがまわらない

(飯干紀代子・井上善行編：最新 介護福祉士養成講座5　コミュニケーション技術. p72, 中央法規出版，2019. を一部改変)

2 言語・準言語・非言語

　コミュニケーションを行うための手段は，❶言葉を用いる方法（言語的コミュニケーション），❷言葉を用いない方法（非言語的コミュニケーション），❸言葉そのものではないが，言葉に付加価値をつける方法（準言語的コミュニケーション）の3つに分けられます。

　もっとも，効率的に多くの情報を伝えることができるのは，❶「言語的コミュニケーション」です。ゲノム分析を使った研究によると，私たちの祖先であるホモサピエンスが話し言葉を獲得したのは，10万年前とも言われています。人は，10万年という年月をかけて，言語によるコミュニケーションを積み重ね，洗練させてきたのです。

　一方で，コミュニケーションは，決して「言葉」だけで行われるものではありません。表情やアイコンタクトなどの❷「非言語的コミュニケーション」，声の質やイントネーションなどの❸「準言語的コミュニケーション」も，時には「言葉」以上に多くのことを伝えます。

　特に，先に述べたコミュニケーションの役割のうち，感情の共有，人間関係の形成には，視線や表情，声色やイントネーションなどの非言語・準言語が果たす役割が非常に大きいのです。時には，言語よりも雄弁にメッセージを伝えるとも言えます。

言語的コミュニケーション

1 聞く，読む，話す，書く

　言語的コミュニケーションと聞くと，多くの人は，「会話」「やりとり」

「おしゃべり」など、どちらかというと『話す』ことを中心としたイメージをもつことでしょう。もちろん、言語的コミュニケーションにとって『話す』ことは、重要なポイントですが、それは1つの側面でしかありません。

表1-2に示すように、言語的コミュニケーションは、まず、大きく2つに分かれます。1つ目は、相手の考えや気持ちを「理解する」ことです。「理解する」ためには、『耳で聞いて理解する』場合と、『文字を読んで理解する』場合があります。それぞれ『聴覚的理解』と『視覚的理解』と呼ばれます。2つ目は、自分の考えや気持ちを「伝える」ことです。「伝える」ためには、『口に出して話す』場合と、『文字に書く』場合があります。それぞれ『発話』と『書字』と呼ばれます。

人は、これら4つの機能を上手く組み合わせて、コミュニケーションをとっています。通常は、意識することなく、そのときどきに応じて、必要な能力を使い分けているのですが、脳の病気やけが、また認知症などによって、これら4つの機能がうまく働かなくなる場合があります。ただし、よほどの重症でない限り、4つすべてが使えなくなることはありません。「できないこと」は何かを把握する一方で、「できること（残存能力）」は何かを探し、それを活かして、コミュニケーションの糸口にすることが重要です。

表1-2 言語的コミュニケーションの4分類

	音声	文字
理解	聴覚的理解	視覚的理解
表出	発話	書字

2 感情を伝える，共有する

　感情は大きく分けて，「嬉しい」「良かった」などのポジティブなものと，「つらい」「悲しい」などのネガティブなものがあります。何らかの病気や怪我を抱えている患者は，どちらかというとネガティブな感情を経験する機会が多いことが推察されます。しかし一方で，療養生活のなかで，「見舞いに来てくれて幸せだ」「親切にしてもらって嬉しい」といったポジティブな気持ちが起こることもあるでしょう。

　認知症の患者も同じです。不安になったり悲しい気持ちになったり，一方で喜んだり笑ったりという感情の変化は，認知機能低下のない高齢者と同じくらいに生じていること，その感情をある程度自分で認識していることがわかっています。ただ，それを適切な言葉で表現することが難しいのです。

　認知症患者の感情を察して，それを適切な言葉で表現して返すことは，とても重要です。「この人は，自分のことをわかってくれた」という信頼の基盤をつくることにつながります。もちろん，そっと肩に触れる，背中をさするといった非言語的コミュニケーションも大事です。しかし，認知症患者だから言葉での繊細な感情表現はわからない，と決めつけるのは早計です。「検査が怖いですよね」「この部屋は広くて不安ですよね」「お風呂，面倒くさいですよね」といった，感情を代弁する言葉を使ってみましょう。

非言語的コミュニケーション

　非言語的コミュニケーションとは，言語を用いずにメッセージを伝える方法です。視線や表情，ジェスチャーが代表的です。これらのうち，ジェスチャーは，身体の動きによって伝える内容を表現するだけでなく，会話の流れを調節して情報のやり取りをスムーズにする働きや，話し手と聴き手の間に一体感とも言える感情的なつながりをつくる役割もある

とされます。

また、認知症の人の約9割にみられる認知症の行動・心理症状(behavioral and psychological symptoms of dementia；BPSD)は、患者が示す何らかの非言語的メッセージであるという見方もできます。例えば、徘徊は「自分の居場所がない」「落ち着かない」「不安である」といった心理状態を、無言や無動は「疲れた」「少し休みたい」「そっとしておいてほしい」といった意思を、言葉ではない形で表現しているとも考えられます。

準言語的コミュニケーション

準言語的コミュニケーションとは、言語そのものではないけれども、言語に付随して、メッセージを修飾して伝える役目をもちます。発話の明瞭さ(滑舌の良さ)、声の大きさや高さ、声の質、抑揚やイントネーション、話す速度などです。話す内容は同じでも言い方によって、受け取り方がだいぶ違います。例えば、「ちょっと急いでくださいね〜」と、語尾を伸ばす場合と、「ちょっと!! 急いでくださいっ!!」と語気を強める場合では、感じが全く違います。

高齢者に話しかける時の留意点として「大きな声で」「ゆっくり」「区切って」「メリハリをつけて」などがあげられますが、これらはすべて準言語的コミュニケーションを意識した技法といえます。

認知症の人に対する介護者の発話スタイルを準言語的コミュニケーションの視点で分析した研究があります[2]。「敬意と親密さの両方が感じられる」発話スタイルが、最も利用者の評価が高かった一方で、「敬意はあるが親密さを感じられない」「指示的で相手をコントロールする」「馴れ馴れしい」「非難されている」などの発話スタイルは、利用者の評価が大変低かった、という結果でした。この結果は、認知症の有無や重症度にかかわらず同じでした。

これは、健常な人も認知症の人も、相手がどのような表情・語り口・

表1-3 準言語的・非言語的コミュニケーション

準言語的コミュニケーション	非言語的コミュニケーション
声の大きさ 声の質 プロソディ（強弱・抑揚・リズム） 話速度 発話の明瞭度 雰囲気	距離 身体接触 姿勢 上下肢の動き ジェスチャー 視線 表情

態度で話しかけるかといった準言語的・非言語的コミュニケーションを敏感に感じ取り，それをシビアに見て評価している事実を示していると思われます。

表1-3に，準言語的・非言語的コミュニケーションの種類を示します。これらを，やりとりのなかで効果的に使いたいものです。

文献

1) 飯干紀代子：アルツハイマー型認知症患者のコミュニケーション障害の神経心理学的分析：低下した機能・活用できる機能．認知神経科学．17(1)：18-25, 2015.
2) 吉川悠貴，加藤伸司，阿部哲也・他：模擬会話場面のVTRを用いた介護職員の発話スタイルの評価．日本認知症ケア学会誌．4(1)：51-61, 2005.
3) 飯干紀代子：今日から実践 認知症の人とのコミュニケーション．中央法規出版, 2011.
4) 飯干紀代子，田上美年子，山田弘幸・他：介護老人保健施設における言語聴覚障害スクリーニングテストの作成と臨床的有用性．言語聴覚研究．1(1)：31-38, 2004.
5) 飯干紀代子監：認知症コミュニケーションスクリーニング検査Communication Screening Test for Dementia (CSTD)．エスコアール, 2014.
6) 喜多壮太郎：人はなぜジェスチャーをするのか．齋藤洋典，喜多壮太郎編著：ジェスチャー・行為・意味．pp2-14, 共立出版, 2002.
7) 植田恵，笹沼澄子，杉原素子・他：老人保健施設入所痴呆高齢者の高次脳機能とADLの特徴に関する調査研究．国際医療福祉大学紀要．4：79-105, 1999.

第2章

認知症の人の
コミュニケーションの特徴

――低下している機能と保たれている機能を
　見極める

1 多くの認知症の人に共通する特徴

低下していること

感覚の低下

1 聴覚の低下

多くの高齢者に難聴がある

高齢者の約8割に難聴がみられます。難聴には重症度があり、軽度、中等度、高度難聴、重度という区分で示されます。この重症度によって日常生活への支障度が変わります（表2-1）。

表2-1 難聴の程度と日常生活の支障

難聴度分類	平均聴力	状況
正常	0～25dB以下	ささやき声も聞こえ、日常生活に支障がない
軽度難聴	26～40dB	1mの距離で話した声を聞き、復唱することができる
中等度難聴	41～60dB	1mの距離で話した大きな声を聞き、復唱できる
高度難聴	61～80dB	耳に向かって張り上げた声のいくらかを聞くことができる
重度難聴	81dB以上	張り上げた声でも、聞こえない

高齢者の難聴の多くは加齢性難聴といわれるもので，高い音が聞こえにくいという特徴があります。高い音とは，物理的には高い周波数成分を多く含む音という意味で，生活音でいうと，電子レンジや携帯のアラーム音などです。これらの音は加齢性難聴の人には届きにくいです。

高い声は聞きとりにくい

人の声では，女性や子どもの声が聞きとりにくいです。こちらが「高い声」で話しかけると，患者は聞こえなかったり聞き間違えたりすることが多くなります。女性の声はもともと高いですし，元気よく明るく声かけしようとすれば，声はより高くなります。それが悪いわけではありませんが，難聴のある高齢者にとっては，実は聞き取りにくいのです[1]。

また，日本語の50音のうち，「カ行」「サ行」「ハ行」などは高い周波数成分をもつ音であり，これらが含まれる単語は，高齢者が聞き誤りやすくなります（表2-2）[2]。

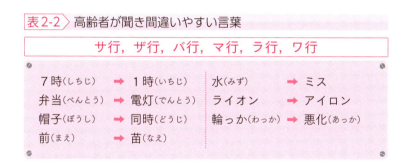

表2-2 高齢者が聞き間違いやすい言葉

サ行，ザ行，バ行，マ行，ラ行，ワ行

7時（しちじ）	➡	1時（いちじ）
弁当（べんとう）	➡	電灯（でんとう）
帽子（ぼうし）	➡	同時（どうじ）
前（まえ）	➡	苗（なえ）
水（みず）	➡	ミス
ライオン	➡	アイロン
輪っか（わっか）	➡	悪化（あっか）

方向感覚がわからない

私たちは自分の後ろから名前を呼ばれると，たとえ小さな声であっても反射的に後ろを向くことができます。右斜め後ろから呼ばれれば，迷うことなく右側に首を振り向けるでしょう（音源定位）。また，周囲にたくさんの人がいるなかで特定の人と話をする時も，他の人々の話し声や笑い声，ひいてはエアコンや電話のベルの音などの雑音があるにもかかわらず，相手の声だけに注意を向けて，その人の話を聞きとることがで

きます。加齢性難聴では，この状況が苦手です。声をかけられて，キョロキョロしてしまう，話に集中できないといった様子がみられます。視界に入って話しかけることが大切です[3]。

コラム　補聴器

耳穴型，耳かけ型，ポケット型などがあり，どのタイプもマイクで音を集めて，音を増幅して，耳に届けるという仕組みです。個人の聞き取りに合わせて専門家が調整する必要があり，購入時はもちろん，その後も定期的な調整が必要です。障害者手帳を持っていれば，購入補助が受けられることがあります。

加齢性難聴の場合，補聴器をつければクリアな音で聞き取れるようになるわけではないですし，補聴器から聞こえてくる音に慣れるのにも時間が必要です。個人差はありますが，だいたい3か月から半年くらいはかかるでしょう。また，補聴器は1対1での静かな場所で最も効果を発揮する機器であり，騒がしいところや，大人数での会話（食事やレクリエーションなど）には不向きです。

耳穴型オーダーメイド（カナル形）　耳かけ型　ポケット型　骨導メガネ型

2　視覚の低下

加齢による視覚機能の変化

加齢によって，視覚機能には変化が起こります。表2-3に，高齢者によくみられる機能低下を示します。多くの高齢者には，「若い頃とは異なる見えにくさ」があり，それを補う手立てが必要であることを理解しておく必要があります。

また近年，視覚機能低下が認知機能の低下をもたらすという報告もあ

1. 多くの認知症の人に共通する特徴

表2-3　高齢者の視覚機能低下

遠視化	近くのものが見えにくく，遠くのものは見える
視力低下	視力が全体的に下がる
コントラスト感度低下	淡い色同士のものを識別しにくい
動体視力低下	動いているものを，素早く目で追えない
暗順応低下	薄暗いところや暗いところで，より見えにくい
紫〜青色識別低下	紫・青・緑が識別しにくい
視野狭窄	全体的に（左右上下），視野が狭くなる。注意が向きにくい

り[4]，日常生活において，少しでも見えるように工夫すること，見えない場合は他の手段を使って情報や刺激を与えていくことの重要性が示されています[5]。

コラム　視覚機能低下の分類

　視力の低下は「盲」と「弱視」に分けられます。「盲」は，視覚を用いて日常生活を送ることが困難な状態です。光を感じることができない「全盲」から，目の前の手の動きや，指の本数がわかる場合まで幅があります。印刷された文字は見えないため，読み書きには点字を使います。一方，「弱視」は，不自由さはあるものの視覚を用いて日常生活を送ることが可能です。メガネでは対応できませんが，拡大鏡を用いるなどして視力低下を補うことができます。

　視野狭窄とは，視野の一部が欠けたり，狭く見えたり，歪んで見えたりすることです。緑内障や網膜剥離などが代表的な疾患です。脳出血，脳梗塞などの後遺症として，視野の半分ないし1/4が見えない同名半盲という症状もあります。

コミュニケーションと視覚

　人間は80％以上の情報を視覚から得ています。視覚障害があると受

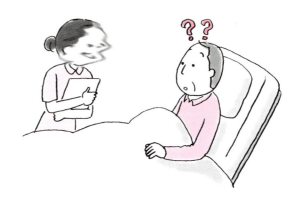

　け取る情報がかなり少なくなるため，コミュニケーションに多大な影響を与えます。

　例えば会話をする時，相手の顔をうまく認識できません。また，表情やしぐさを見ながら会話ができません。相手が誰なのかわからないままコミュニケーションをとる，相手の気持ちやその場の雰囲気などの微妙なニュアンスを捉えることができない，といったことが起こります。会話の自然なテンポや間がわかりにくくなり，話がスムーズに流れなくなります[6]。

アルツハイマー型認知症の視空間性障害

　アルツハイマー型認知症は側頭葉と頭頂葉に病変があります。これら

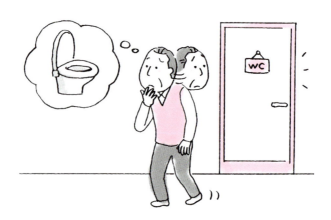

の部位は，方向，距離，位置などといった視空間認知に大きく関わっています。道に迷う，家の中でトイレの場所がわからない，冷蔵庫を開けても目の前にある物が認識できずあちこち探す，洋服の前後上下がわからず何度もひっくり返す，といった状況がみられます。

素早い反応ができない

問いかけても返答がない

患者に話しかけても返事が返ってこず，「しーん」と沈黙の時が流れると，こちらの話がわかっているのかいないのか途方にくれたり，どうしてよいかうろたえたりしてしまいます。時間がない時には，イライラすることもあるでしょう。

沈黙している時には，自分の頭の中でじっくり考えていたり，言葉を組み立てている場合があります。沈黙は，会話において必要不可欠な時間であるともいえます。高齢になればなるほど，出来事を思い出したり，考えをまとめたりするのに時間がかかります。認知症患者の場合は，言うまでもありません。

沈黙の意義

認知症の人にとっても，静かにじっくり考える時間，あるいは何も考えない時間，つまり沈黙している時間は大切です。患者の表情をよく見ながら，次の言葉が出てくるまでじっくり待ってみましょう。「ちょっと待ちすぎかな？」と思うくらいがちょうどよい沈黙の時間です。

何かを思い出したり，言いたいことが見つかったりした時は，患者の表情に何らかの変化が表れます。看護の現場では待てない時もあるでしょうが，可能な限り待つことが，実は急がば回れで効率的なことも多いのです。

> **コラム　若年性認知症の人の手記**
>
> 1日中ボーとしていたい時があります。音楽も聞きたくない時もあります。音を聞くと疲れます。話したくない、ほっておいてほしい時があります。静かな所で何もしないでいると、楽しいことや、生きていることだけで幸せであると思える時があります。私がぼーっとしているときに話しかけないでください。静かに1人でいたいのです。
> （参考　認知症の人と家族の会会報「ぽ～れぽ～れ」）

感情が表情に出にくい

　高齢になると顔の表情をつくる表情筋の働きが弱くなるため、表情の変化が顔に表れにくくなります。また、時代背景として（特に男性は）、「歯を見せて笑わない」といったしつけを受けてきたこともあるでしょう。いずれにせよ、高齢者の「感情」は、若い人に比べて顔に出にくいということは確かな事実です。

　患者の話を聞く時は、表情に表れた「感情」で判断するだけでは不十分です。淡々と話す、あるいは、笑っているがさほど嬉しそうには見え

> **コラム　高齢者と若者の感情表出の違い（正高信男先生の実験）[7]**
>
> 　誰もが笑うような面白いDVDを高齢者と若者に見てもらいます。自分がどれくらい面白いと感じたかについて1点（全然面白くない）～10点（最高に面白い）で評定してもらいます。高齢者と若者がDVDを見て笑っている場面は録画されていますので、次に、それを第3者に見てもらって、彼らはどのくらい面白がっているように見えるかを、同じく1～10点で評定してもらいます。
> 　結果は次のとおりです。若者の場合、自分がつけた点数と第3者がつけた点数はだいたい同じでした。つまり、自分は8点くらいの面白さだと思ったら、傍から見ても8点くらい面白がっているように見えるということです。しかし、高齢者の場合は結果が違っていました。高齢者は、自分は8点とつけても、第3者の点数は4～5点と低かったのです。つまり、高齢者は自分が面白いと思っていても、それが表情やジェスチャーに表れにくいため、傍から見ると、さほど面白がっているように見えないということです。

ないといった場合でも,「つらくないですか？」「それは嬉しかったですね？」というように,気持ちを言葉に出して確認してみることが大切です。

ワーキングメモリーが低下する

ワーキングメモリーとは

　ワーキングメモリーは,記憶の働きの一種です。記憶は,記銘(覚え込むこと),保持(一定時間覚えていること),再生(必要な時に思い出すこと)という3つのプロセスから成り立ちます(図2-1)。ワーキングメモリーは,記銘と保持に関連します。短時間,脳の中にいくつかの情報を保持して,それらを同時に処理する能力のことで,前頭葉が関与しています。この能力は,加齢により著しく低下します。

図2-1 ▶ 記憶の3つのプロセス

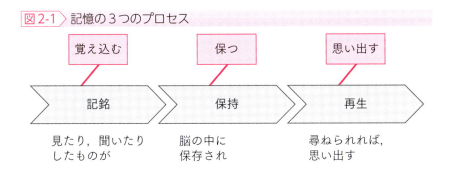

話があちこち飛ぶ

　認知症患者の話は,テーマが一貫しないことが多いものです。話があちこちに飛び,枝葉末節に広がり,何を話していたのか訳がわからなくなってしまうこともあります。

　この原因の1つがワーキングメモリーの低下です。今,自分は何のことを話しているかを脳の中に保っておくことができず,直前に話していたことだけが記憶に残るため,その結果,話がどんどん枝葉に展開して

いくものと考えられます。

> **コラム** 80歳代女性，中等度アルツハイマー型認知症のEさんとの会話
>
> Eさんは，農家に嫁ぎ，子どもを育てながら農業を続けてこられた方です。ある日，私との会話で，お米につく虫の話になりました。最初は「米の虫はやっかい」「唐辛子を入れるとよい」など米の虫についての話が展開していました。しかし，徐々に「虫のついた米は味が落ちるので具を混ぜて炊くとよい」「息子の好物」「息子は剣道をしていた」「剣道の試合で怪我をした」「隣の旦那も長く病気だった」「そこの嫁は看病をしない」と，米の虫の話をしていたはずなのに，いつのまにか，50年前に隣の嫁がいかに看病をしなかったか，という小言を延々語るという事態になってしまいました。

こちらが言うことの一部しか頭に残らない

ワーキングメモリーが低下すると，こちらが言ったことの一部しか頭に残りません。例えば，「今日は午前中に院長回診がありますから，散髪は午後からにしましょうね。私が連れていきますね」と伝えたとしましょう。この文章には，「今日」「午前中」「院長回診」「午後から」「散髪」「私」「連れていく」という7つのキーワードがあります。

ワーキングメモリーの低下した認知症患者は，これら7つのキーワードを頭の中に留め置くことは到底できません。加えて記憶の働きには，

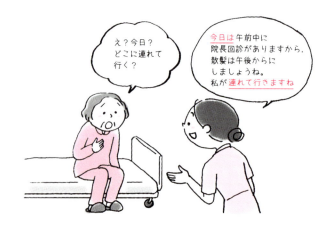

最初に聞いたものと最後に聞いたものが頭に残りやすいという特徴がありますから，これを聞いた認知症患者の多くは，「え？　今日？　どこに連れていく？」と，最初と最後だけを理解して質問を返してくると思われます。

記憶が不確かになる

記憶には3つの種類がある

　記憶は，覚えている内容によって，エピソード記憶，意味記憶，手続き記憶の3つに分類できます（図2-2）。リンゴを例にとって考えてみましょう。エピソード記憶とは，その人が経験した出来事の記憶です。例えば，「私は3時のおやつにリンゴを食べた」というような，「私は○○しました」と表現できる記憶です。一方，意味記憶とは，その人がもっている知識の記憶です。たとえば，「リンゴは果物である」というような，「私は○○の意味を知っている」と表現できる記憶です。さらに，手続き記憶とは，行動の記憶です。たとえば，「リンゴの皮をむける」というよ

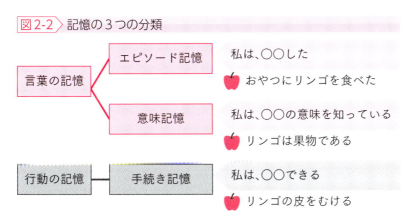

図2-2　記憶の3つの分類

(Squire LR：Declarative and nondeclarative memory：Multiple brain systems supporting learning and memory, Journal of — Cognitive Neuroscience. 4 (3)：232-243, 1992.を一部改変)

うな「私は，○○できる」ことを行動で示す記憶です。

認知症の人の記憶

多くの認知症では，これら3種類の記憶のうち，エピソード記憶が低下します。「3時のおやつに何を食べたのか」を覚えていないどころか，そもそも，「おやつを食べたのか食べなかったのか」を忘れてしまいます。

しかし一方で，「リンゴは果物である」という意味記憶は，認知症がかなり進行しても保たれています。また，「リンゴの皮がむける」という手続き記憶も，多くの方が保たれています。認知症ケアの基本の1つに，「昔取った杵柄を活かす」という鉄則がありますね。これは，記憶の視点からいうと，その人に保たれている「手続き記憶」をうまく利用するということになります。

記憶の歪曲・美化

出来事の一部を間違って覚えていた，名前をド忘れした，別の名前で憶えていた，といった経験は誰にでもあるのではないでしょうか。記憶は，時間が経つにつれ，さまざまに脚色されます。これを「記憶のバイアス」と言います。

記憶のバイアスには，つらい出来事より，楽しい出来事を思い出す「ポジティブ優位性効果」や，過去の自分を美化する「自己中心性バイア

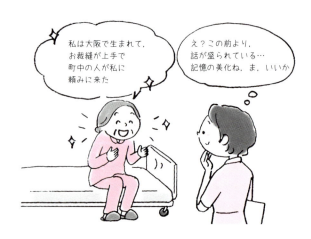

ス」などがあります。これらの作用によって，私たちは絶えず，自分自身がよく見えるような形，あるいは自分にとって都合のよい形に記憶を書き換えているともいえます。

　認知症患者にも同じことがいえます。患者の話と家族の話が食い違う，以前聞いた思い出話が微妙に変化しているなどを経験することがあるでしょう。それを，認知症の症状として捉えることも大事ですが，自分たちにもよくある記憶のマジックと，おおらかな気持ちで接することも大切かもしれません。

保たれていること

遠隔記憶：昔のことは覚えている

時間的勾配

　高齢者は，記銘・保持・再生という記憶のプロセスのうち，最初の記銘が衰えがちです。つまり，新しいことが覚えられないということです。したがって，脳の中には必然的に，古いこと・昔覚えたことが残っていくということになります。このことを，時間的勾配といいます（図2-3）。例えば，Aさん（90歳，男性）であれば，小学校・中学校などの出来事はたくさん覚えていますが，50代・60代になると，少なくなり，特に最近のことはほとんど覚えていません。

昔のことを話す時に気をつけること

　認知症患者の場合も，記憶の時間的勾配が強くみられます。加えて，

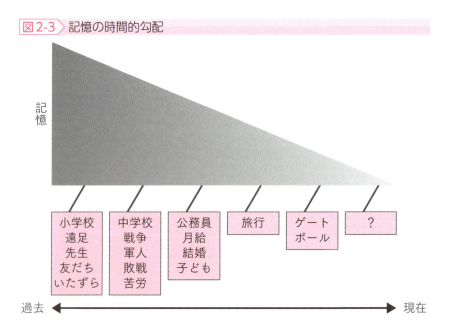

図2-3　記憶の時間的勾配

思い出の量が少なくなってしまっています。思い出は，その人の生活における出来事の積み重ねですから，覚えている思い出をなるべく引き出して会話につなげたいものです。

　昔の話をする時に，患者が子どもの時に覚えた言葉を使うと，思い出がより引き出されます。ただし，ここで気をつけなければいけないのは，幼児語を使うことをすすめているのではないということです。患者が子どもだった頃の時代背景を考え，その当時，使われていた言葉でコミュニケーションをとりましょうということです。たとえば，「電車」よりも「汽車」，「タクシー」よりも「ハイヤー」，「タオル」よりも「手拭い」など。認知症が軽度の方は，このような配慮をしなくてもよい場合が多いですが，認知症が重度になればなるほど，子どもの時に慣れ親しんだ言葉を使うとコミュニケーションをとりやすくなります（表2-4）。

> **コラム　イギリス・ランカスター大学，ホルムス先生の実験**
>
> 　人生の初期に覚えた言葉は，高齢になっても脳に残りやすいのではないかを調べました。普通の子どもが2～3歳の時に覚える言葉25語と，5～6歳の時に覚える言葉25語を，それぞれ絵カードにしました。68～87歳の高齢者22人に見せて，その絵カードの名前を言ってもらったところ，2～3歳の言葉のほうが5～6歳の言葉より，成績が良いことがわかりました。つまり，人生の初期に覚えた言葉は脳に深く残っているのです。

感情記憶：ポジティブなこともネガティブなことも覚えている

感情と記憶

　エピソード記憶には，その人にとってインパクトの強い出来事ほど，よく記憶されるという特徴があります。嬉しさで溢れていた結婚式，幸せだった子育て時代，あるいは，つらかった戦争中の生活苦，悔しかった失業など，良いにつけ悪いにつけ，強い感情を伴った出来事はよく覚えているということです。

表2-4 高齢者になじみのある言葉

現在の言葉	高齢者になじみのある言葉
デート	逢い引き(あいびき)
ハンガー	衣紋掛け(えもんかけ)
家政婦	お手伝いさん
コート	外套(がいとう)
レインコート	カッパ・雨合羽(あまがっぱ)
電車	汽車
ローン	月賦(げっぷ)
JR	国電(こくでん)
ユートピア	極楽(ごくらく)
妻	細君(さいくん)
石鹸	シャボン
ジャケット	ヤッケ
肌着・下着	襦袢・肌襦袢(じゅばん・はだじゅばん)
手帳	帳面(ちょうめん)
国立大学(東大など7大学)	帝大(ていだい)
直射日光	天日(てんぴ)
タクシー	ハイヤー
国民の祝日	旗日(はたび)
半日勤務	半ドン
解雇・自主退職	暇をもらう
小麦粉	メリケン粉
礼服	よそ行き
海外渡航	洋行(ようこう)
具合	塩梅(あんばい)

人生の大きなイベントだけではなく，朝食のメニューのような日常生活の小さな1コマでもそうです。例えば，温泉卵が大好物である，昆布の佃煮を食べたいと思っていた，などの場合は，それが出た日の朝食メニューは記憶されやすいものです。

　また逆に，お風呂に入ったこと自体は忘れても，お風呂で何か不愉快な出来事があったら，次にお風呂に入るのを渋るということもあります。記憶は感情と深く結びついているのです。

記憶のメカニズム：海馬と大脳辺縁系

　記憶は脳の中心にある「海馬」という場所で形成され，「側頭葉」「頭頂葉」「後頭葉」といった脳の表面にある場所に転送されて保存されます（図2-4）。この「海馬」は「大脳辺縁系」という感情と関連する場所とつながっています。感情を伴う記憶は残りやすいこと，また，出来事そのものは忘れてしまっても，その時に味わった感情は残るというのも，脳の構造から見て当然のことといえます。

図2-4　記憶の形成と保存場所

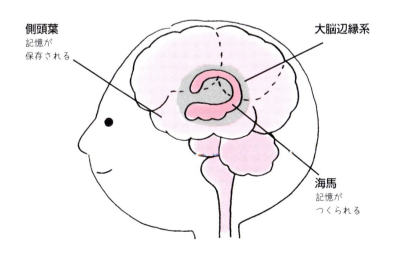

> **コラム** 重度の血管性認知症の80歳代の女性Bさん
>
> 今の高齢者の中には，当時の社会背景や経済的事情により，学校に行けなかった方がおられます。Bさんもその1人でした。子どもの頃，勉強をしたかったのに家の経済的事情で学校に行けなかったそうです。友達から「お前は馬鹿だ馬鹿だ」と言われ続け悔しい思いをしたと，数十年前のことをあたかも昨日言われたかのように激しい口調で訴えます。ひらがなは何とか読めますが，漢字は読めません。鉛筆を持っていただいてもひらがなも漢字も書けません。Bさんの記憶の中には，「小学校でのつらい経験」「悔しい思い出」に関するエピソードが大きく占めていることが想像できます。Bさんとコミュニケーションをとる時，こちらからは，その部分には触れないようにします。Bさんが話した時は，「本当につらかったんですね」と，それを共感・共有することが大切です。

非言語的コミュニケーションの察知：非言語・準言語

　人が他の動物と異なっている点の1つは「ことば」を使ったコミュニケーションをとることですが，人は「ことば」だけで互いの意思疎通を行っているわけではありません。表情，視線，姿勢，ジェスチャーといった顔や身体の動き，服装，髪型，化粧といった身だしなみ，本章で述べた対人距離などが，コミュニケーションに大きな役割を果たしています。これを非言語と言います。

　また，同じことばを話していても，声の大きさ，メリハリのつけ方，話す速さ，イントネーションなどで，相手への伝わり方はずいぶん違います。これを準言語と言います。これらをうまく使うことで親密さや好意といった感情を伝えることができます。

　人は，自分に与えられた情報が曖昧で，判断に迷う時は，目に見える一部の手がかりに基づいて直感的に判断する傾向があることが知られています。これをヒューリスティック

> **ヒューリスティック効果**
>
> 問題解決の際，簡略化されたプロセスを経て結論を得る方法。必ずしも正しい結論に達するわけではないが，結論に至るまでの時間を短縮することができる。

効果と言います。認知症や難聴などがある場合，理解力や判断力が低下しているわけですから，目に見える手がかり＝非言語的コミュニケーションの果たす役割は非常に大きいと言えます。

> **コラム　慣れ親しんだ人の認識[8]**
>
> 　中・重度の認知症の人に，家族の写真を含む4枚の写真を呈示して，「誰の写真か」「その中に家族はいるか」「好きな写真はどれか」の3つを尋ねました。その結果，誰の写真かわからないし，家族の写真があるかどうかもわからなくても，「好きな写真は？」と問われると，全例家族の写真を指したそうです。認知症の人には馴染みの関係が大切と言われますが，馴染んだ人には好意的になるということを立証した研究と言えます。

笑い

笑いの種類

　笑いを生じさせる神経基盤は，前頭葉，大脳基底核，運動野であると言われます。前頭葉で状況を理解し，大脳基底核で感情が起こり，運動野で表情筋の動きを指令して，笑いが成立するのです[9]。

　笑いは，生起する場面や内容によって，❶緊張から解放された笑い，❷喜びや幸福感に伴う笑い，❸社会的コミュニケーションとしての笑い，の3つに区分されます[10]。❶は，例えば，人前での発表が終わった，病院で検査を受け良い結果が出てホッとしたなど，緊張やストレス場面から解放された時に思わず出る笑いです。❷は，温かい温泉につかる，夏に窓から涼しい風が入ってくるといった生理的な心地良さから出る笑いです。❸は人に好印象を与えるために笑顔をつくる，褒められて笑顔になるといったコミュニケーションツールとしての笑いです。

認知症の人と笑い

　これらの3つの笑いのうち，❸の社会的コミュニケーションとしての笑いは前頭葉との関係が最も強いため，認知症患者では早期に障害され

ます。一方で，❶緊張から解放されて出る笑い，❷喜びや幸福感に伴う笑いは，認知症の晩期まで保持されます（図2-5）。

重度認知症患者のうちMMSE（Mini Mental State Examination）が10点前後の場合

> **MMSE**
> 46頁参照

は，他者からの賞賛や冗談などによる笑いや自ら発する笑いなど，複数種の笑いが表出されることが確認されています。ただ，MMSE得点が4点前後になると笑いが極めて少ないようです。しかし，その一方で，おもちゃや写真などの刺激，あいさつや名前を呼ばれるなどの刺激に誘発された笑いは，重度患者にも生じることが示されています。

コミュニケーションツールとして多用されるのは社会的な笑いですが，重度認知症患者の場合，このような思わず出る笑い，心地良さからくる笑いを，コミュニケーションツールとして積極的に活用できると思

図2-5 認知症の人における笑いの機能の推移

- A 喜びや幸福感に伴う笑い
- B 緊張から解放されて出る笑い
- C 社会的コミュニケーションとしての笑い

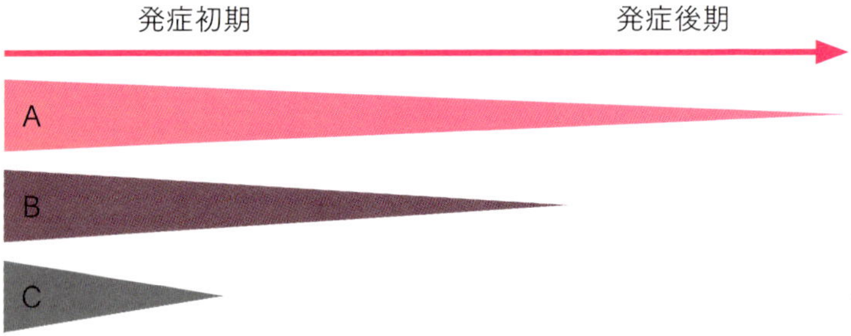

発症初期 → 発症後期

(Takeda M, Hashimoto R, Kudo T, et al.: Laughter and humor as complementary and alternative medicines for dementia patients : BMC Complement Altern Med. 10 : 28, 2010.を一部改変)

われます。

文献

1) 吉川悠貴, 菅井邦明：認知症高齢者に対する介護職員の発話調節―発話ターゲットおよび発話者の差異からの検討. コミュニケーション障害学. 22(1)：1-11, 2005.

2) 飯干紀代子, 大森史隆, 東慎也・他：アルツハイマー病患者のコミュニケーション障害への対応―聴覚障害に対する口形提示の効果. 老年精神医学雑誌. 22(10)：1166-1173, 2011.

3) Liljas AEM, Carvalho LA, Papachristou E, et al.: Self-Reported Hearing Impairment and Incident Frailty in English Community-Dwelling Older Adults: A 4-Year Follow-Up Study. J Am Geriatr Soc. 65(5)：958-965, 2017.

4) Reyes Ortiz CA, et al.: Near vision impairment predicts cognitive decline; data from the Hispanic Established Populations for Epidemiologic Studies of the Elderly. J Am Geriatr Soc. 53(4)：681-686, 2005.

5) 全国盲老人福祉施設連絡協議会：ふれあう―視覚障害老人を援助する人々のためのガイドブック. 1994.

6) 楠敏雄, 三上洋, 西尾元秀編著：知っていますか？ 視覚障害者とともに一問一答. 解放出版社, 2007.

7) 正高信男：老いはこうしてつくられる―こころとからだの加齢変化. 中公新書, 2000.

8) Sainsbury RS, Coristine M: Affective Discrimination in Moderately to Severely Demented Patients. Canadian Journal on Aging. 5：99-104, 1986.

9) Ariniello L: Humor, Laughter and Brain. Washington Society for Neuroscience. 2001.

10) 矢富直美, 宇良千秋, 吉田佳子・他：痴呆性老人における笑いの表出. 老年精神医学雑誌. 7(7)：783-791, 1996.

2 原因疾患別のコミュニケーションの特徴

認知症の定義

認知症は「一度正常に達した認知機能が，後天的な脳の障害によって持続的に低下し，日常生活や社会生活に支障をきたすようになった状態」と定義されています[1]。診断にはDSMやICDが用いられます。認知症の原因となる病気はさまざまで，脳の神経細胞が変性する場合（変性性），脳卒中（血管性），頭部外傷，代謝異常など60以上あります（表2-5）。なかには，原因を取り除けば認知症の症状が消失するものもあり（治療可能な認知症：treatable dementia），的確な診断と対応が重要です。

> **DSM**
> アメリカ精神医学会（American Psychiatric Association）作成の，心の病気に関する診断基準。Diagnostic and Statistical Manual of Mental Disordersの頭文字をとった略称。世界的に広く用いられている。2014年に，DSM-5（第5版）が日本精神神経学会より公表

> **ICD**
> 国際連合の専門機関の1つであるWHO（世界保健機関）が作成する疾患の分類。正式名称は「疾病及び関連保健問題の国際統計分類（International Statistical Classification of Diseases and Related Health Problems）」。現在使われているのはICD-10だが，2018年6月にICD-11が公開され，順次各国で使われていくことになる

代表的な認知症の原因は4つ

代表的な原因疾患は多い順に「アルツハイマー型認知症」「血管性認知症」「レビー小体型認知症」「前頭側頭型認知症」です。これら4つで認知症の90％を占めます。それぞれに特徴的な症状があり，日常生活でのコミュニケーションに及ぼす影響も，ある程度区別することができます。なお，65歳未満で発症する認知症を，若年性認知症と呼びます。

表2-5　認知症の原因となる病気

変性性の病気	・アルツハイマー型認知症 ・レビー小体型認知症 ・前頭側頭型認知症
血管性の病気	・血管性認知症
その他	・脳腫瘍・正常圧水頭症 ・甲状腺機能低下症・ビタミン欠乏 ・アルコール・薬剤性

認知症の症状は大きく2つ

　認知症の症状は，大きく2つに分けて考えると理解しやすいです（図2-6）。第1は，物忘れや見当識といった「認知機能障害（中核症状）」です。これは，知能，あるいは高次脳機能とも呼ばれ，人が人間らしく生きていくために必要な高次の機能です。第2は，暴言や妄想といった「認知症の行動・心理症状（BPSD：behavioral psychological symptoms of dementia，以下，行動・心理症状）」です。これは，こ

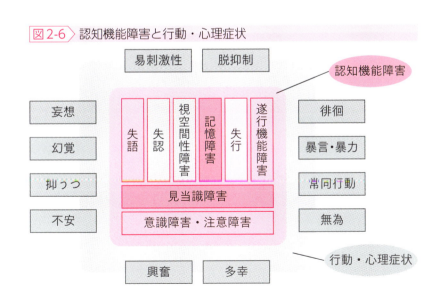

図2-6　認知機能障害と行動・心理症状

こがどこかわからなくて不安になるというように，認知機能の低下により起こる場合と，前頭葉の機能低下により粗暴行為が起こるというように，脳損傷により直接的に発生する場合があります。いずれにしても，行動・心理症状には患者それぞれの理由があるのです。行動・心理症状＝看護の困りごと，と決めつけないことが大切です。

① アルツハイマー型認知症

認知症全体の50～60％を占めます。海馬や大脳皮質の側頭葉～頭頂葉が萎縮します（図2-7）。初期から物忘れが目立ちます。

図2-7 アルツハイマー型認知症

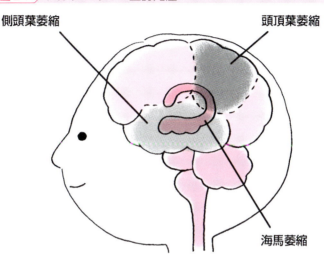

こんな症状があります

認知機能障害
- **見当識障害**：日付や時間がわからない
- **記憶障害**（物忘れ）：特についさっきの出来事を忘れる
- **視空間性障害**（道に迷う）

コミュニケーション障害
- **長い文を理解できない**
- **話が回りくどくなる**：適確な単語がぱっと出てこないため
- **何度も同じことを聞く**：言ったことを忘れてしまうため
- **突飛なことを言う**：記憶障害をカバーしようとして，とりあえず話す

> **行動・心理症状**
>
> ・**物盗られ妄想**:「財布,通帳と印鑑,年金手帳」が物盗られベスト3。妄想とは,こちらが論理的に丁寧に説明を尽くしても,修正することができない強い思い込み。コミュニケーションが成立しない状態とも言える。本人の性格,家族との折り合いの悪さなどが原因でないことを理解する

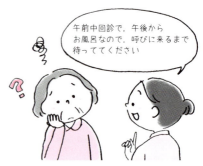

説明が長いと理解できない

メモ

楔前部の血流低下
　物盗られ妄想のある人は,目で見たことを覚えておくために必要な脳部位「楔前部」の血流が低いという報告もあります[2]。

こんなことができます!

・**やりとりができる**:たとえ内容がかみ合わなかったとしても,楽しそうに会話を続けることができる。とても大切なこと
・**ひらがなが読める**:重度になってもひらがなは読める。書ける人もいる
・**手続き記憶は残っている**:裁縫,洗濯物たたみ,草むしりなどは,かなり正確に再現できる。私たちが長年自転車に乗らなくても,すぐに勘を思い出して乗れるのと同じ。患者がこれまで獲得し蓄積してきた手続き記憶を探し出し,積極的に活用する

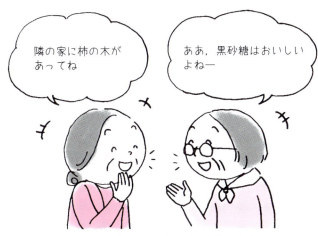

話がかみ合っていないけど楽しそう

こんな対応はやめましょう

- 覚えていないことを責める：覚えられなくて困り，情けなく思っているのは本人なので，追い打ちをかけることは避ける
- 質問攻めにする：「○○は誰？」「さっき食べたのは何？」と患者を質問攻めにするのもやめよう。それを思い出して記憶力が飛躍的に伸びることはない。むしろ簡単なことを始終聞かれて答えられず，自尊心を低下させることになる

2 血管性認知症

　全体の約20％を占めます。脳梗塞や脳出血が起こった部位により，認知症の症状が随分違います（図2-8）。麻痺や感覚障害が後遺症として残ることがあります。再発により段階的に症状が進むこともあります。

図2-8 血管性認知症

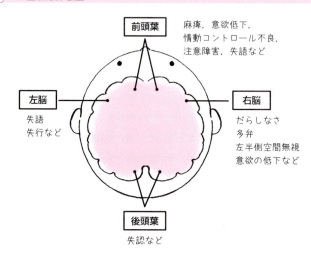

前頭葉：麻痺，意欲低下，情動コントロール不良，注意障害，失語など

左脳：失語，失行など

右脳：だらしなさ，多弁，左半側空間無視，意欲の低下など

後頭葉：失認など

こんな症状があります

認知機能障害
- 左脳に起これば失語症や失行
- 右脳に起これば半側空間無視，無関心や意欲の低下，だらしなさ

コミュニケーション障害
- 損傷言語野に応じた，ブローカ失語，ウェルニッケ失語など
- 麻痺があれば構音障害や嚥下障害

行動・心理症状
- 意欲低下，不安やうつ
- 急に泣いたり笑ったり（感情失禁）
- 早期からの失禁

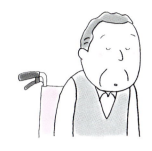

こんなことができます！

- 損傷されていない脳部位の働きは保たれている
- ゆっくりであれば活動できる

こんな対応はやめましょう

- 急かさない：コミュニケーション，食事，車いす移乗や歩行など，すべてをゆっくりと行う
- 再発に気をつける：意欲がなくなった，無言になった，よだれが出るようになったなどのサインに気づこう

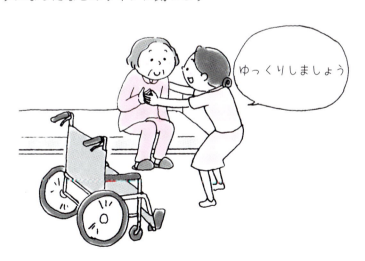

③ レビー小体型認知症

全体の10〜15％。大脳皮質や脳幹にレビー小体が溜まり神経細胞が変性します。60歳以上の男性に多いです（図2-9）。

図2-9 レビー小体型認知症

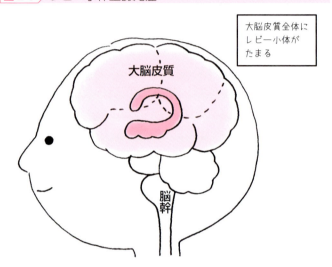

こんな症状があります

認知機能障害

- **実行機能障害**：順序立てて行動できない
- **注意障害**：注意があちこち飛ぶ
- **抑うつ気分**
- **視空間性障害**：道に迷う
- ※これらの症状が大きく変動する：今まで家族と楽しく話していたのに，急に「ここはどこ!?」と怒り出すことがある

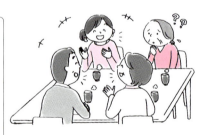

今まで楽しく語って笑っていたのに急に家族のことがわからなくなる

> **コミュニケーション障害**
> ・パーキンソニズムにより，小声，ぼそぼそとした話し方

> **行動・心理症状**
> ・**幻視**：赤と黒のしま模様の蛇，見知らぬ子どもたちがすぐそばで大声ではしゃぎながら追いかけっこしているなど，鮮やかで音や動きを伴う
> ・**誤認妄想**：病院や施設の職員を自分にかつて関係のあった人であると確信したりする

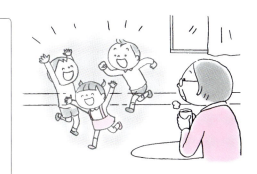

こんなことができます！

・幻視や認知機能変動が落ち着いている時は，とても穏やか
・記憶は保たれていることが多い

こんな対応はやめましょう

・幻覚や妄想を否定する：これらが現実に見え，聞こえ，動くのだから，かなりの恐怖を感じる場合もある。幻視・誤認妄想も，こちらが言葉で説明を尽くしても納得させることはできない
・認知機能の変動に右往左往する：調子が悪い時もあれば良い時もある。あわてないようにする

④ 前頭側頭型認知症

　認知症全体の10〜15％です。他の認知症と比べて若い年代で発症する場合が多いです。症状が異なる2つのタイプに分かれます（図2-10）。

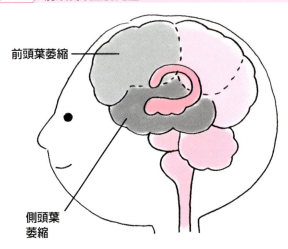

図2-10　前頭側頭型認知症

第1のタイプ

・反社会的な行動や対人行動のおかしさといった行動・心理症状が主体
・ピック病が代表

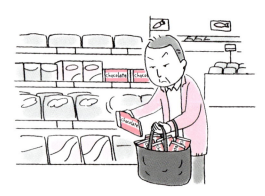

こんなことが起こります

・常同行動：ある特定の行動に固執して繰り返す。例えば，1日に何キロも同じ道を繰り返し歩く（常同的周遊），毎日3食，おはぎしか食べない（常同的食行動），起床・食事・テレビ・散歩・入浴など完全に同じ時刻に行い，散歩に行くと決めたら台風でも熱があっても出かける（時刻表的生活）など

第2のタイプ

・言語症状のみ，あるいは言語症状と反社会的行動が同時に現れる
・緩徐進行性失語，語義失語，ロゴペニック失語

こんなことが起こります

・理解力が極端に低下：「はさみ」という言葉を聞いても，「それって何？」と意味を理解できないし，目の前にはさみを置いたとしても，はさみを包丁のように使おうとしたり，刃の部分で字を書こうとしたりする
・言語聴覚士の訓練により症状を緩やかにできる

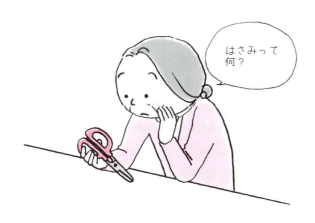

5 若年性認知症

65歳未満で発症する認知症のことをいいます。原因は，血管性認知症の割合が高く，発症年齢の平均は約51歳で，男性患者の割合が多いのが特徴です。

こんな症状があります

・記憶障害や見当識障害，同時に複数のことが考えられない，計算ができなくなるなど，高齢期発症の認知症の初期と同じような症状
・コミュニケーション能力は，よく保たれ，礼節もよく，流暢にそつなく受け答え
・一見，認知機能の低下がないように見える時もあるが，しばらく話を続けると，記憶障害のために同じ話を何度も繰り返して語ったり，適切な言葉が見つからず「えーっと」「あれ」「それ」を連発したり，回りくどい話になったりする

若年性認知症ならではの特徴

・年齢が若いだけに，高齢期発症の人よりも保たれている知的能力が多い
・進行がかなり速い場合も多く，変化に応じてこまめに対応を変える必要あり
・子どもが就学中，親を扶養など，経済的負担や社会的負担が大きい。場合によっては配偶者の介護と親の介護が重なるＷ介護
・介護は長期にわたる。家族支援が非常に重要
・失職，配置転換，経済的困難などに対して，ソーシャルワーカーなどとの連携も必要
・「なぜ，こんな病気に…」「妻や子どもたちに申し訳ない」「これからやりたいことがたくさんあったのに…」といった，病気になったことへの苦悩や無念さが大きい

2. 原因疾患別のコミュニケーションの特徴

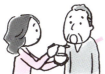
自分の親の介護

お金の心配

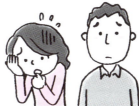

子どもが小さい

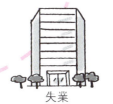
失業

MMSE : Mini Mental State Examination

	質問内容	得点
1（5点）	今年は何年ですか 今の季節は何ですか 今日は何曜日ですか 今日は何月ですか 今日は何日ですか	
2（5点）	ここは何県ですか ここは何市ですか ここは何病院ですか ここは何階ですか ここは何地方ですか（例：関東地方）	
3（3点）	物品名3個(相互に無関係) 検者は物の名前を1秒間に1個ずつ言う，その後，被験者に繰り返させる。正答1個につき1点を与える。3個すべて言うまで繰り返す（6回まで）。何回繰り返したかを記せ__回	
4（5点）	100から順に7を引く（5回まで） あるいは「フジノヤマ」を逆唱させる	
5（3点）	3で提示した物品名を再度復唱させる	
6（2点）	（時計を見せながら）これは何ですか （鉛筆を見せながら）これは何ですか	
7（1点）	次の文章を繰り返す 「みんなで，力を合わせて綱を引きます」	
8（3点）	（3段階の命令） 「右手にこの紙を持ってください」 「それを半分に折りたたんでください」 「机の上に置いてください」	
9（1点）	（次の文章を読んで，その指示に従ってください） 「眼を閉じなさい」	
10（1点）	（何か文章を書いてください）	
11（1点）	（次の図形を書いてください）	
	合計得点	/30点

(Folstein MF, Folstein SE, McHugh PR: "Mini-Mental state"; A practical method for grading the cognitive state of patient for clinician. J Psychiatry Res. 12: 189-198, 1975.)

文献

1) 日本神経学会監・「認知症疾患治療ガイドライン」作成合同委員会編：認知症疾患治療ガイドライン2010. 医学書院, p1, 2010.
2) Fukuhara R, Ikeda M, Nebu A, et al.: Alteration of rCBF in Alzheimer's disease patients with delusions of theft. Neuroreport. 12：2473-2476, 2001.
3) 三村將, 飯干紀代子編著：認知症のコミュニケーション障害―その評価と支援. 医歯薬出版, 2013.
4) 池田学編：認知症―臨床の最前線. 医歯薬出版, 2012.
5) Hickey E, Bourgeois MS: Dementia: From Diagnosis to Management-A Functional Approach. Psychology Press. 2009/3/19.

第3章

認知症の人とのコミュニケーション10の原則

認知症の人とのコミュニケーション **10**の原則

1. コミュニケーションの不具合そのものが看護の対象
2. まずは環境調整から
3. 必ずあるコミュニケーションルート
4. 生活史はかかわりのきっかけ
5. 正面から目を見て3秒待つ，手を触れる
6. あれ・これ・それを使わない
7. 文字を効果的に使う
8. 非現実・妄想世界を楽しむ
9. 粗暴行為などの困難事例は2段構えで
10. できることはやってもらう，自己肯定感は人間の基盤

原則1 コミュニケーションの不具合そのものが看護の対象

　看護行為には，①観察・モニタリング，②生活行動の援助，③身体機能への働きかけ，④情動・認知・行動への働きかけ，⑤環境への働きかけ，⑥医療処置の実施・管理があります[1]。これらは，質問して答えてもらう，指示に従ってもらうなど，患者とコミュニケーションをとることによって成り立ちます。ところが認知症の患者は，通常の質問や指示では理解力が追いつきません。認知症にはコミュニケーションの不具合が必ず起こるのです。それに対応すること，働きかけて不具合を軽くすること自体が，看護行為そのものであると言えます。上述した④情動・認知・行動に対して，看護のプロとして働きかけることが欠かせません。例えば，小児科では，子どもの理解力に合わせた話し方をします。それが小児科における看護行為そのものですよね。認知症の患者も同じです。認知症に合わせたコミュニケーションスキルが必要です。

経験知を積んで引き出しを増やす

　私たちは，これまで生きてきたなかで，さまざまな場面で多様な人たちとコミュニケーションをとってきました。家族，友人，教師，同僚，上司，他職種の専門家，それらのやりとりすべてが今の自分のコミュニケーション能力につながっています。患者や家族とのやりとりについても，試行錯誤を重ねながら，看護のプロとしてのコミュニケーションの工夫やコツを身につけてこられたと思います。

ただ，認知症患者とのコミュニケーションは，今までのコツや工夫だけでは対応できないことが多いかもしれません。前章で述べたように，認知症患者には聴覚や視覚，認知，言語，構音など，重複したコミュニケーションの不具合があるからです。このような複雑なコミュニケーション障害に対する経験が少なければ，途方に暮れてしまうのは無理もありません。

　認知症患者に向けたコミュニケーションスキルの新たな引き出しを増やしましょう。認知症患者のコミュニケーション障害は複雑ですから，一筋縄ではいきませんが試行錯誤を積んで，自分なりの実践知の引き出しをつくりましょう。あるいは，認知症患者とのやりとりが上手な人の真似をして，自分の引き出しに入れましょう。

　「看護師等養成所の運営に関する指導ガイドライン」[2]では，看護師のコミュニケーション能力の強化が求められています。認知症患者とコミュニケーションがとれるスキルを身につけると，看護の幅が確実に広がります。超高齢社会における看護力の1つの武器ともいえるでしょう。表3-1に，看護行為におけるコミュニケーションの例を示します。

コミュニケーションスキルは必ず向上する

　認知症患者の支援において，改善可能な部分に働きかけることは重要です。認知症であっても，最重度を除けば，認知機能やコミュニケーション機能のすべてが失われていることはありません[3]。つまり，適切な働きかけやコミュニケーションにより，患者には改善できる部分があるということです。効果的なコミュニケーションは，治療的に作用するのです。

　医療におけるコミュニケーションは，相手が理解できる形で提供することが基本です。その導入段階として，相手にこちらが好ましい人物であると感じてもらうことが重要です。言葉による理解力が低下している認知症患者の場合，特に，視線，表情，声，仕草のすべてで，好感の

1. コミュニケーションの不具合そのものが看護の対象

表3-1 認知症患者へのコミュニケーションに関する看護行為

領域4：情動・認知・行動への働きかけ

分野	行為用語ラベル	具体的内容
A 情動安定	傾聴	相手の感情や思考に沿って話に耳を傾ける
	聞き沿う	相手の話を深追いせず，話したいことを十分語らせる
	共にいる	傍らにいて，時間と空間を共有する
	悲歎ケア	喪失体験を自然に受け止めていけるよう援助する
	分離不安への援助	家族と離れた不安を安定させるように関わる
	生きがい支援	生活の中に生きる喜びを見出すよう働きかける
	なじみの場作り	慣れ親しんだ安心できる人的・物的環境を提供する
	興奮・攻撃性への鎮静対応	話をよく聞き，言葉かけやタッチングで落ち着かせる
C 説明・参加促進	検査・処置オリエンテーション	検査・処置に関する事柄や指示，痛み等を説明する
	入院オリエンテーション	スタッフ，設備の場所，日課，行事等を説明する
E 権利擁護	情報提供	健康や療養生活の知識や社会資源等を説明する
	自己決定への支援	情報を提供し理解を助け，自身の意思決定を促す
Z その他	言葉かけ	呼名，挨拶等により，刺激を与え，反応をみること

(日本看護科学学会の看護行為用語分類(2005)の領域4分野Aを改変し著者が作成)

　もてるメッセージを持続的に伝えることが大切です。認知症患者は重度であっても，会話相手の雰囲気を鋭敏に判断できるという研究があります[4]。

　コミュニケーション能力を向上させるには，知識を学ぶことはもちろん必要ですが，それだけでは身につきません。実践的なトレーニングが

必要です．日々の忙しい臨床で，認知症患者とのコミュニケーションをできることなら避けたい気持ちもよくわかります．しかしここは，コミュニケーション実践の機会と捉え，うまくいったこと，失敗したことを冷静に分析しましょう．それらが経験知の蓄えとなり，コミュニケーションの引き出しが増え，最終的に自分の看護スキルのステージが上がります．

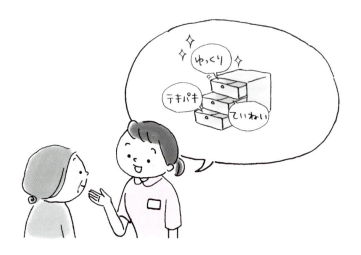

文献
1) 数間恵子：看護用語の統一に向けた試みに寄せて．看護管理．13(11)：887-888，2003．
2) 厚生労働省：看護師等養成所の運営に関する指導ガイドライン．2015．
3) 飯干紀代子，倉内紀子：介護老人保健施設における言語および構音スクリーニング検査に関する検討．音声言語医学．48(3)：201-209，2007．
4) Guaita A, Malnati M, Vaccaro R, et al.: Impaired facial emotion recognition and preserved reactivity to facial expressions in people with severe dementia. Arch Gerontol Geriatr. 49：135-146, 2009.

原則 2　まずは環境調整から

認知症患者とコミュニケーションをとるために第1にすべきことは、コミュニケーションをとりやすい環境を整えることです。例えば、適切な言葉かけを、満面の笑顔で、滑舌よく行ったとしても、周りの騒音にかき消されてしまっては患者に届きません。また、部屋が明るすぎたり暗すぎたりしても、せっかくの笑顔が患者には見えません。このように、良いコミュニケーションをとるための第1歩は、環境に目を向けることからはじまります。コミュニケーションを阻害する要因を取り除く、と言い変えることもできるでしょう。

環境調整の具体例

コミュニケーションに重要な環境には、聴覚的環境、視覚的環境、嗅覚的環境、空間的環境があります。表3-2を使って今の環境をチェックしてみましょう。

1 聴覚的環境

静かに話せる状態をつくりましょう。高齢者の多くに加齢性難聴がみられ、軽度難聴を含めると、80歳以上では9割の罹患率ともいわれます[1]。患者の生活環境を聴覚（聞こえ）という観点で振り返ってみましょう。誰も見ていないのに食堂のテレビがつけっぱなしになっている、レクリエーションの場にバックグラウンドミュージックが流れていて司

表3-2 コミュニケーションのための環境チェック

聴覚的 □ テレビの音 □ バックグラウンドミュージック □ 掃除機や配膳の音 □ レクリエーションの声や音楽	視覚的 □ 照明の明るすぎ・暗すぎ □ 部屋の壁や床の色
嗅覚的 □ 不快なにおい □ 濃すぎる芳香	空間的 □ 整理整頓 □ 馴染んだ物があるか

会者の声が聞き取りにくい，患者同士が話している隣で職員が椅子をガチャガチャ移動させたり，掃除機をかけたりしている……こんな風景を見かけませんか？　それらの音は，難聴のある人との会話を確実に邪魔します。

　私たちは，意外と聴覚的環境について配慮していないものです。もちろん，常にシーンと静まりかえっていては活気も出ませんから，適度な賑やかさがむしろ必要な時もあります。ただ，「今，この音は必要か，コミュニケーションの邪魔になっていないか」ということに，もう少し注意を向ける必要がありそうです。

2　視覚的環境

　部屋の明るさ，床・壁・家具などの色調はどうでしょう。コミュニケーションは言葉だけでなく身振りや表情でも行うものです。認知症

患者の場合，そのような非言語・準言語を用いたコミュニケーションは，特に重要です。暗い場所でコミュニケーションをとっても，表情や視線でのメッセージは届きません。一方で，明るすぎても，白内障罹患者の多い高齢者の目には負担です。相手の顔を良く認識できる明るさとは，例えば，晴れた日に，窓のレースのカーテン越しに入る日差しが，高齢者にとっての適度な明るさと言われています。

3 嗅覚的環境

部屋のにおいはどうでしょう。快適なにおいでしょうか。少なくとも不快なにおいがないことが重要です。不快なにおいが漂っている場所では，人は落ち着いて話ができません。高齢者，特に認知症患者は嗅覚が低下すると言われていますが，一方で，アロマオイルを使った介入で認知機能や情動に効果を認めたという報告もあります[2]。快適なにおいは，コミュニケーション相手である看護師側にも，気持ちの安定やゆとりをもたらしてくれることも重要なポイントです。

4 空間的環境

部屋は落ち着きのある空間になっているでしょうか。散らかった場所，人の出入りの激しい場所などでは，落ち着いたコミュニケーションはとれません。居心地の良い場所では，人は，自然にリラックスするものです。認知症患者は，馴染んだものや懐かしい品物に囲まれると落ち着くと言われます。病院で，その環境をつくるのは難しいですが，使い慣れたものが1つでもあると，患者にとって落ち着くきっかけになります。

文献

1) Roth TN, Hanebuth D, Probst R: Prevalence of age-related hearing loss in Europe; a review. Eur Arch Otorhinolaryngol. 268 (8)：1101-1107, 2011.

2) 木村有希，綱分信二，谷口美也子・他：アルツハイマー病患者に対するアロマセラピーの有用性．Dementia Japan. 19 (1)：77-85, 2005.

原則3 必ずある コミュニケーションルート

コミュニケーションには，言語・準言語・非言語があり，それぞれが重要な役割を担います（図3-1）。このうち最も効率的に多くの情報を伝えることのできる方法は，まぎれもなく「言語」です。言語には，「聞いて理解する」「読んで理解する」「話す」「書く」といった4つの要素があり，最重度の認知症の方でない限り，すべて損傷することはありません。また，認知症が重くなった場合でも，非言語（表情，視線，姿勢，ジェスチャーなど）や，準言語（声の大きさ，メリハリ，話す速さ，イントネーションなど）を工夫することで，何らかのコミュニケーションをとることが可能です。大切なのは，目の前の認知症の方には，必ず何かしらのコミュニケーションルートがある，という前提に立つことです。採血や点滴を行う時，血管ルートがあることを前提として針を刺しますね。コミュニケーションも同じです。ルートがあることを信じ，それを探しましょう。

言語の4つの要素で使えるものを探す

人が他の動物と大きく異なる点の1つは，「言語」を使ったコミュニケーションを行うことです。「言語」は人としての存在や尊厳の基盤であるとも言えます。

「言語」を使ったやりとりは，まず，大きく2つに分かれます。1つ目は，相手の考えや気持ちを「理解する」ことです。「理解する」ためには，

3. 必ずあるコミュニケーションルート

図3-1 言語・準言語・非言語

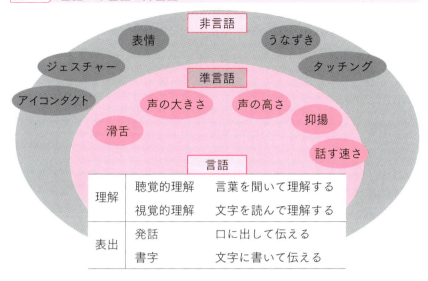

『相手の言葉を耳で聞いて理解する』場合と、『相手の書いた文字を目で読んで理解する』場合があります。それぞれ『聴覚的理解』と『視覚的理解』と言います。

2つ目は、自分の考えや気持ちを「伝える」ことです。「伝える」ためには、『自分の考えや気持ちを口に出して喋って伝える』場合と、『自分の考えや気持ちを文字に書いて伝える』場合がります。それぞれ『発話』と『書字』と言います。

これら「言語」の4つの機能は、最重度の認知症でない限り、すべてが失われることはありません。必ず何かしらの機能が残っています。たとえば、話しかけても反応がない患者に、ホワイトボードに文字を書いて見せてみましょう。反射的に読んだり、じっと考え込んでこちらをみたり、といった応答が得られることがあります。

話しかける時の文の長さも重要なポイントです。記憶力の一種であるワーキングメモリーが低下しているため、長い文を理解することができません。短い文に直して言う、それでも難しい場合は単語だけ、とい

うように，話しかけの難易度を下げてみましょう。

準言語と非言語を使う

　準言語と非言語が，認知症の方とのコミュニケーションに重要であることは言うまでもありません。表情，視線，姿勢，ジェスチャーといった顔や身体の動き，服装，髪型，化粧といった身だしなみなどが，コミュニケーションに大きな役割を果たしていますし，同じ言葉を話していても，声の大きさ，メリハリのつけ方，話す速さ，イントネーションなどで，相手への伝わり方はずいぶん違います。これらをうまく使うことで親密さや好意といった感情を伝えることができます。

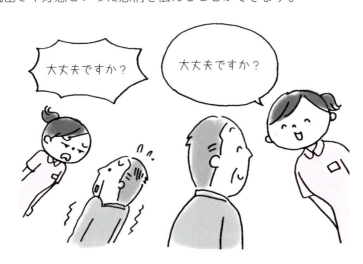

文献
1）三村將，飯干紀代子編著：認知症のコミュニケーション障害―その評価と支援．pp8-15，医歯薬出版，2013．

原則 4 生活史はかかわりのきっかけ

　私たちの現在は、これまでの日々の積み重ねのうえに成り立っています。認知症の方々も、全く同じです。どこで生まれ、どのような子ども時代を過ごし、何の仕事をして、どんな人たちと出会ったのか、配偶者はいたか、子どもをどう育てたか、何に興味をもち、何を大切にして生きてきたのか……。その方の人となりを知ると、おのずと、コミュニケーションの糸口が見えてきます。このような「生活史」は記憶の一種であり、認知症では最も低下しやすい機能ですが、最重度の認知症でない限り、必ず何かしらの自分自身に関する記憶は残っています。「生活史は残存機能」とも言えるでしょう。認知症患者と、いったい何を話せばよいのか……。そんな時、生活史をたずねることで、認知症患者とコミュニケーションをとるきっかけが生まれます。

時系列に沿って聞く

　多くの認知症は高齢期発症ですから、目の前にいる認知症患者は、人生の集大成の日々を生きていることになります。患者が、これまでどのような人生を歩んでこられたか、その歴史を聞くことは、コミュニケーションの大きなきっかけになり得ます。親、兄弟、仕事仲間、同級生、妻や夫、子どもなどとの、数十年にわたる思い出が詰まっています。ただ、認知症患者は、多くの場合、それらの記憶が一部欠けていたり、混乱していたり、からまって取り出せなかったりという状況です。加え

て，長い人生のなかには，当然，つらく悲しい思い出もあります。

　患者から思い出を聞くには，基本的には生い立ちから，時間の経過に沿って聞くのが混乱が少なく，思い出もたくさん引き出せるでしょう[1]。認知症には，今の出来事より昔のことを多く覚えている現象があります。これは「時間的勾配」と呼ばれる現象ですが，記憶力が低下して新情報を覚えられなくなり，必然的に過去に覚えた古い記憶が残るのです。したがって，生い立ちや幼少時代など覚えている出来事の多い時期から話を聞いていくというのは理にかなっています。

ポジティブな思い出を聞く

　人生の区切りごとの特徴的な思い出を聞くようにすると，会話のきっかけをつかみやすいです。例えば，表3-3に示すような，生い立ち，幼少時代（学校に上がる前），学校時代（小中高校・大学など），仕事，結婚，引退後といった6つの区切りです[2]。生い立ちでは，どこで生まれたか，両親の名前は何か，兄弟は何人か，親の仕事は何だったかなどが具体的な質問項目です。ただし，人によっては体験していない出来事もあるでしょう。例えば，仕事に就いたことがない，ずっと非婚だったなどで

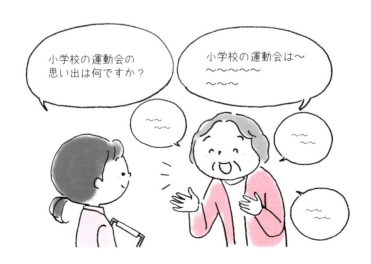

4. 生活史はかかわりのきっかけ

表3-3 人生の時期とキーワードの例

生い立ち	幼少時代	学校時代	仕事	結婚	引退後
生まれた場所	遊び	小学校の名前	職種	いつ	いつ
両親の名前	幼なじみ	先生	勤務地	馴れ初め	暮らし方
両親の職業	近所の人	好きな科目	転勤	相手の仕事	孫
両親の人柄	お祭り	友だち	出張	相手の人柄	趣味
兄弟の数	盆	遠足	仕事内容	子ども	生き甲斐
兄弟の名前	正月	運動会	苦労したこと	子育て	人生を振り返ると
兄弟の人柄	ひな祭り	スポーツ	やり甲斐	楽しかったこと	
	節句	誉められたこと	誇り	苦労したこと	
	七夕	得意だったこと	心がけていたこと	旅行	
	手伝い	表彰されたこと		買い物	

す。その場合は，そこには触れません。

　また，思い出した時にポジティブな感情が生まれるような出来事を聞くことも原則です。生活史は個人情報であり，プライベートな部分にかなり踏み込むことになります。守秘義務を徹底すること，そして，お互いの信頼関係を損ねないような繊細さをもつことが欠かせません。カルテで，家族構成，職歴，信仰などを，あらかじめ確認し，おおまかな予備知識を入れる事前準備が必要です。

● 尋問ではなく会話調で

　思い出を聞く時に注意したいのが，質問の問いかけ方です。「生まれ

はどこですか？」「大分県」、「父親の名前は？」「マサハル」、「母親は？」「ユミコ」……。これでは、尋問による取り調べのようですね。思い出を聞く目的は、コミュニケーションのきっかけを見つけることです。患者が発した情報をもとに、会話を広げましょう。「へえー」「そうなんですかー」「なるほどー」などの相槌、また、「ユミコですか。いいお名前ですね」「大分県と言えば温泉ですよね」「一度行ったことがあります」などの相槌は欠かせません。

　思い出を聞いていくと、何かのきっかけで、芋づる式に次々と思い出が呼び起こされることがあります。これを「トリガー」と言います。記憶力低下が軽い場合はトリガーが1つあればエピソードは自然に溢れ出ます。しかし、記憶力低下が進むと、トリガーを1つ与えただけではエピソードはなかなか引き出されません。いくつかを組み合わせて、ようやく思い出が引き出されることもあります。

　私たちが過ごしてきた生活を振り返ると、年代ごとに特別なキーワードがあります。例えば、子どもの頃の「遊び」、小学校時代の「運動会」、中学校時代の「課外活動」などです。表3-3 に示すようなキーワードをトリガーとしてうまく使いましょう。

文献

1) 三村將，飯干紀代子編著：認知症のコミュニケーション障害―その評価と支援．pp71-77，医歯薬出版，2013．
2) 飯干紀代子：今日から実践　認知症の人とのコミュニケーション．pp102-107，中央法規出版，2011．

> **守秘義務**
> 　人生の思い出は、個人情報です。患者を理解するために、医療人としてお聞きする情報ですから、くれぐれも、そのことを忘れないようにしましょう。スタッフで共有する時も集団守秘義務を守りましょう。特に認知症患者の思い出は、事実と異なっていたり、家族の捉え方とは別の見方だったりすることも多いです。その不一致を責めないことも大切です。

原則5 正面から目を見て3秒待つ，手を触れる

　良好なコミュニケーションは，信頼関係のうえに成り立ちます。患者が，「自分は，注目され，大切にされている」という感覚をもつことが，信頼関係構築の柱です。その感覚は，「私はあなたのことが大切です！」と，患者に連呼することで生まれるものではありません。温かい笑顔，優しい仕草，ゆったりとした安心感といった，こちらが醸し出す「態度」で伝わるものです。そのような優しさの記憶の積み重ねが，信頼感につながります。人間関係は相互的なもの，こちらが困っている時は，たいがい患者も困っていますし，こちらがイライラしている時は患者も同じです。近づいて，患者の正面に回り，患者と同じ高さでじっと目を合わせ，穏やかで明るい表情をつくり，はっきりとした声で話しかけましょう。ただし，すぐに反応が返ってくるとは限りません。慌てずに待ちましょう。

正面からじっと見て3秒

　水平な高さで，正面の位置から，近い距離で，時間的に長くおだやかに相手を見た時に，伝わるのはポジティブな感じです。認知症の患者は，どこを見ているのかわからない感じがしたり，こちらを見ているようだけれど問いかけに反応がなかったり，ということがよくあります。それは，覚醒レベルの低さ，注意集中力の低下，視空間認知力の衰え，刺激を受けてから反応するまでの鈍さなどによるものです。

近づいて，患者の正面に回り，患者と同じ高さでじっと目を合わせ，穏やかで明るい表情をつくり，はっきりとした声で話しかけることで，認知症に特有な反応の乏しさを打破することができます。ユマニチュードの考え方では，このような態度は，平等，正直，親密，友情や愛情を伝えると定義づけられています[1]。一方で，相手を見ないことは，「あなたは存在しない」というメッセージを発しているとされます。

　ベッドサイドなどでは，患者の正面ではなく，斜めから話しかけざるを得ない時があります。その時は，斜めから顔だけを患者に寄せるのではなく，上半身ごと患者の前に傾け，自分のへそを患者に向ける感じで見つめます[2]。そうすると，確実に，患者の正面に位置することができます。

　患者を見つめる時間は，少なくとも3秒です。3秒見つめるのは，意外と長く感じるかもしれません。これは，ただ単に待つというより，かなり積極的な「待ち」です。じっと待って，何かしら反応が出たら即座に応答するという，どちらかというと，反応を「つかみに行く」くらいの勢いがある「待ち」です。

触れることの大切さ

　視線や表情，声かけにより，患者の意識がこちらに向いたとしても，こちらの指示に従って動いてくれない場合もあります。その時は，患者に「触れる」ことになります。

　ここで，「手をつかむ」のではなく，「触れる」という言葉を使ったのは理由があります。例えば，ベッドで清拭を行っていて，手を持ち上げる時，私たちはどうするでしょうか。ほぼ100％の人が，患者の手首をつかんでいるという報告があります。「手をつかむ」行為には，強制力，上下関係，有無を言わさない感じがあります。「つかむ」のではなく，「触れる」ことが大切です。

　手のひらを患者の手の甲に重ねて包むように持ち上げる，患者の手の

下側に自分の手をもぐらせて抱え上げる，このようなやりかたはどうでしょう。大切にされている感じがしませんか？ 優しい気持ちが患者に伝わるように思えませんか？

　言葉でのやりとりが難しくなった患者は，自分の周りの状況を理解する力もかなり落ちています。「自分がお風呂に入ることができない状況で，今，看護師に身体を拭いてもらっている」ということがわかっていないということです。手首をつかまれると，何をされるかと不安になり，自己防衛本能が働いて拒否したり，怒るといった気持ちも出てくるでしょう。そっと「触れる」ことが，いかに，患者に安心感を与えるか，想像できると思います。

　患者が，心地よい，安心できる，といった快的な気持ちをもつことは，その後のケア的なかかわりをスムーズにする土台と言えます。

文献
1) 本田美和子，イヴ・ジネスト，ロゼット・マレスコッティ：ユマニチュード入門．pp42-71，医学書院，2014．
2) ゆうきゆう：目からウロコの心理テクニック．ナース専科．36(11)：100-101，2016．

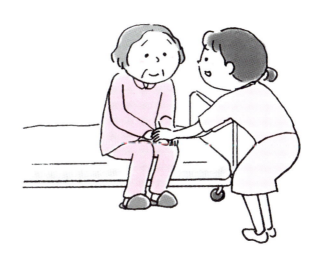

原則6 あれ・これ・それを使わない

　「あれ取って」「これを使おう」「そこに行ってください」。私たちは日常生活の中で，あれ・これ・それといった代名詞をよく使います。代名詞を使うことで「言葉」の繰り返しが減り，やりとりが効率的になり，会話のテンポも弾みます。

　しかし，認知症患者は，代名詞を使った話を理解することが苦手です。ワーキングメモリーが低下すると，先に聞いた情報が保てなくなって，今聞いたことだけが頭に残ります。「あれ」とか「ここ」とか言われても，それが何のことだったのか思い出せず，話の流れについていくことができません。ですから，言葉を省略したり，「あれ」「ここ」などの代名詞を使ったりせず，そのつど，言葉を繰り返し伝える必要があるのです。

効率的な会話とは

　有名な落語に「寿限無（ジュゲム）」の話があります。両親が息子の健やかな成長を願って「寿限無寿限無五劫の擦り切れ海砂利水魚の水行末雲来末風来末食う寝る処に住む処藪ら柑子の藪柑子パイポパイポパイポのシューリンガンシューリンガンのグーリンダイグーリンダイのポンポコピーのポンポコナーの長久命の長助」という長い名前をつけました。ある日，息子がケンカで殴られてコブができたことを，友達が慌てて知らせに来るのですが，「寿限無寿限無五劫の擦り切れ……ポンポコピーのポンポコナーの長久命の長助のお父さん，大変だよ」，「寿限無寿限無

五劫の擦り切れ……ポンポコピーのポンポコナーの長久命の長助がケンカをした」と，名前を繰り返していっているうちに時間が経ってしまい，寿限無のコブが引っ込んだ，というお話です。私たちは，日頃，このような効率の悪い会話はしません。主語である「寿限無……」を省くか，「あそこ」とか「それ」といった代名詞を使うなどして無用な繰り返しをせず，話をすっきりさせます。

認知症患者とワーキングメモリー

　認知症患者は，代名詞を使った話を理解することが苦手です。このような実験があります[1]。「代名詞を使ってすっきりさせた文章」と，寿限無……のように「代名詞を使わずに，いちいち言葉を繰り返した文章」を，健常な高齢者と認知症高齢者に読ませるという実験を行いました。健常高齢者は私たちと同じように「代名詞を使ってすっきりさせた文書」のほうが理解は早かったのですが，認知症高齢者は「代名詞」を使われると文章の意味がわかりにくく，むしろ「代名詞」を使わずに，いちいち言葉を繰り返した文章のほうがよく理解できたのです。

　これはワーキングメモリーの低下で説明できます。ワーキングメモリーとは，情報を一時的に保ちながら，他の作業を続けていく能力のことです。ワーキングメモリーが低下すると先に聞いた情報が保てなくなって，今聞いたことだけが頭に残ります。「あれ」とか「ここ」とか言われても，それが何のことだったのか思い出せず，話の流れについていくことができません。ですから，言葉を省略したり，「あれ」「ここ」などの代名詞を使ったりせず，そのつど，言葉を繰り返し伝える必要があるのです。

重要キーワードを省略しない・代名詞を使わない

　ワーキングメモリーが低下すると，会話の中で次のようなことが起こ

ります。

看護師

「明日，9時からレントゲンと血液検査です」
「着替えを置いておきます」
「今，測ったら熱もないようです」「顔色もいいですね」
「では，朝，それを着て待っていてくださいね」

患者

「は？ 何を？」

　認知機能が低下していなければ，看護師の冒頭のセリフの重要キーワード「検査」「着替え」が頭の中にキチンと据えられ，「熱がない」「顔色もいい」という言葉を聞きながらも，「検査」「着替え」のことは話の流れとしてずっと頭の中にあります。ですから，「それを着て」と言われたら，「検査に備えて，着替えをすればよいのだな」と理解できます。

　ところが，ワーキングメモリーが低下している認知症患者は，冒頭の重要キーワード「検査」「着替え」を最初は理解しているのですが，「熱がない」「顔色がよい」などを聞いているうちに，頭の中からすっかり抜け落ちてしまうのです。したがって，「それを着て」と言われても，「は？ いったい何を？」ということになってしまいます。

　認知症患者に話しをする時は，私たちにとってはまどろっこしくても，話のテーマとなっている重要キーワード「検査」「着替え」を，省略したり，代名詞で置き換えたりせず，繰り返し話す必要があるのです。

文献

1) Almor A, Kempler D, MacDonald MC, et al.: Why do Alzheimer patients have difficulty with pronounce? Working memory, semantics, and reference in comprehension and production in Alzheimer's patients. Gerontologist. 31：210-216, 1999.

原則7 文字を効果的に使う

　「言葉を使ったコミュニケーション」と聞くと，多くの人は「会話」によるやりとりを思い浮かべるでしょう。確かに，「会話」は最もスピーディーな伝達方法です。ただ，認知症の人の多くに難聴があり，騒がしい場所では伝わらないことがあります。加えて，記憶力の低下により，こちらが伝えたいことのほんの一部分しか記憶に残っていないこともあります。そこで活用したいのが，「文字」によるやりとりです。私たちの仕事でも，大事なことは「メモ」を取りますよね，それと同じです。重要なメッセージを「文字」で書いて示しましょう。長く書いてはいけません。キーワードを簡単な単語で端的に。認知症の人が文字を読んだり書いたりする能力は，私たちが想像するよりずっと保たれています(表3-4)。

表3-4　文字の理解と書字能力

	文字を読んで理解する		文字を書く		
	漢字	仮名	漢字	仮名	自分の名前
軽度認知症	○	○	△	○	○
中等度認知症	△	○	△	△	○
重度認知症	×	○	×	×	△

認知症の人の視覚的理解（文字を読んで理解する力）を使う

　本章「原則3」で述べたように，言葉を使ったコミュニケーションには，「聴覚的理解」「視覚的理解」「発話」「書字」の4つの機能があります。私たちは，認知症の人とのコミュニケーションに活用できる機能を探す目的で，「認知症コミュニケーションスクリーニング検査（CSTD：Communication Screening Test for Dementia）」を作りました[1]（図3-2）。重度から軽度のアルツハイマー型認知症78例（MMSE平均16.8±5.4点）にテストを実施し，クラスター分析で類型化したところ，興味深い結果が出ました。対象者は5つのタイプに分類されました。そのなかの1つは「全体低下型」で，言葉を使ってのコミュニケーションが困難であると判定されましたが，そのタイプに分類されたのはわずか4％に過ぎなかったのです。つまり言い換えると，96％の患者には，何らかのコミュニケーション手段が残っているのです。また，いずれのタイプも「視覚的理解」，つまり，文字を読んで理解する能力が保たれる傾向にありました。特に，聴覚障害のある場合にそれが顕著でした。高齢者の聴覚障害のほとんどは加齢性難聴ですから，長期間にわたって徐々に聴力が低下します。聞こえない分，自然と文字に注意が向いて，その結果，読解能力が保たれているのかもしれません[2]。

文字を使うメリット

　話して伝える代わりに，文字に書いて示すメリットは2つあります。1つは，文字には患者の注意を引きつける威力があることです。患者と会話をしていて，「こっちを見てくれない」「聞き流されているような気がする」と感じたことはありませんか。また，聴覚障害のある場合，しっかり聞いているような様子であったとしても，実は半分も聞こえていなかったり，別の言葉に聞き違えていたりすることも多いものです。文字に書いて示せば，ほとんどの患者は，そこに目を向けるはずです。

2つ目は、一度書いておけば、それを繰り返し使えることです。「発話」行為は運動です。発話は、吸気→呼気→声帯の振動→軟口蓋・舌・頬・口唇の運動、から成り立ちます。長く話すと疲れますし、聴覚障害のある方に大声で話すと、より疲労します。加えて、認知症で記憶力が低下し、同じことを何度も説明しなくてはならなくなると、「さっき言ったでしょう！」と、精神的な疲労も加わります。文字を書いて示すことで、これら身体と心の疲労が多少軽減されます。

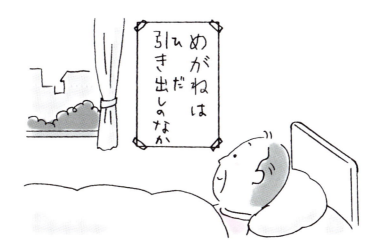

● コミュニケーションに文字を使う時の留意点

　使うものは、白紙やノートなど自由ですが、視力低下を考慮して、ある程度の大きさがあることが大切です。メモ帳や手帳は避けたほうが良いでしょう。ホワイトボードも便利です。筆記用具は、鉛筆、ボールペン、サインペンなど、これも自由ですが、濃くはっきり書きましょう。文字の大きさが重要です。患者が目を細めたり、近づいて見たりするようであれば、文字が小さすぎるサインです。

　書く内容はシンプルに、最重要キーワードを厳選することが大切です。認知症患者は、長い文章の読解力が低下しているので、とにかく短

く書きましょう．

　認知症が軽度の場合は，漢字の読解力が保たれていますので，日常的な単語であれば漢字を使いましょう．認知症の進行とともに，漢字の理解力は下がりますが，一方で，重度認知症であっても，日本人の場合は仮名文字の読解力はかなり保たれます．仮名を一文字一文字一生懸命に読もうとする患者もいます．人にとって文字は，かけがえのないものであることを再認識させられます．

文献
1) 飯干紀代子監：認知症コミュニケーションスクリーニング検査（CSTD：Communication Screening Test for Dementia）．エスコアール，2013．
2) 飯干紀代子：コミュニケーション支援におけるエビデンスの可能性—言語聴覚士の立場から自験例を通して．高次脳機能研究，32(3)，468-476，2012．

図3-2 認知症コミュニケーションスクリーニング検査

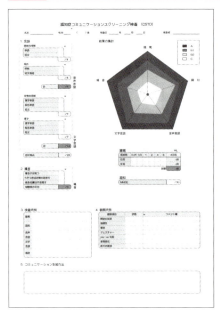

検査結果シート

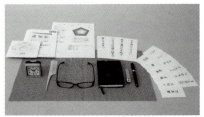

検査キット

(飯干紀代子監：認知症コミュニケーションスクリーニング検査 Communication Screening Test for Dementia (CSTD)．エスコアール，2014．)

原則 8 非現実・妄想世界を楽しむ

　認知症の症状の1つに，見当識障害があります。「今がいつで，ここはどこで，自分は何をしているのか」がわからない，あるいは正しく認識されていない状態です。また，認知症の行動・心理症状の1つに妄想があります。妄想とは，修正困難な強い思い込みのことで，アルツハイマー型認知症の場合，「嫁が財布を隠して返してくれない」などといった物盗られ妄想が多いことが知られています。本人は紛れもない事実と思っているので，周りがどんなに説明しても証拠を示しても，その思い込みは消えません。逆に言うと，周りの論理的な説明で納得するのであれば，それは妄想ではありません。見当識障害や妄想が背景にある患者の話は，「はあ～？」と言いたくなるほど荒唐無稽であったり，「そんなバカな」といくらでも突っ込めたりするものです。しかし，本人にとっては，それは紛れもなく自分自身に起こっている事実なのです。その話を否定することは，その方と話をするチャンネルを閉ざすことになります。どんなにありえない話であっても，その世界を面白がる気持ちで，足を踏み入れてみてください。

見当識障害を修正する・しないの見分け方

　見当識障害は認知症の主要な症状の1つです。例えば，アルツハイマー型認知症の女性Aさんは，入院している病院を，かつて自分が教師として働いていた小学校と認識していました。病棟スタッフを「同僚」，フロアにいる入院患者たちを「生徒」と思っていました。病棟スタッフ

は全員白いユニフォームを着ていますし，患者たちはどう見てもかなり老けた生徒ですが……。

　Aさんの認知症重症度は中等度であり，MMSEは15点です。理解力は比較的良いですが，現実を認識する力や記憶力が低下しています。したがって，「今は令和で」「Aさんは入院していて」「ここはB病院で」と説明したとしても，受け入れないか，あるいはすぐに忘れてしまいます。このように説明が効力をもたないと判断される場合は，その患者の世界を受け入れることが大切です。「A先生，いただきますの号令をお願いします」「A先生，お掃除の時間です」というように，Aさんの世界に沿った会話が有効です[1]。

　一方で，認知症が軽度の場合は，現実を伝えることで見当識が向上する場合もあります。カレンダーやテレビなどを用いて，現実の状況をさりげなく伝え，少しずつ，見当識を正しい方向に誘導する試みをしてみましょう[2]。

妄想ワールドに付き合う，面白がる

　アルツハイマー型認知症に多い物盗られ妄想以外にも，認知症患者は，実に多彩で個性的な妄想ワールドをもっていることがあります。Cさんは90歳代女性，重度アルツハイマー型認知症の人です。ある日，車いすに座ってリハ室で歩行訓練の順番を待っているCさんの細い足首に包帯が巻いてありました。「どうしたんですか？　その足」と私が尋ねたところ，Cさんは息をひそめて，「ゴジラに噛まれた」と答えました。「は？　ゴジラ？」と私。「そう，ゴジラ！」と語気を強めるCさん。私は一応確認してみました。「ゴリラじゃないの？」（ゴリラだって，十分非常識ですが，あまりの唐突さに思わず確認してしまったのです）。「ゴジラだよっ」とちょっと怒って言い返すCさん。「ゴジラっていうと，怪獣ですよね」と，念を押す私。「そうよ～，怪獣よ～」と得意げなCさん。

　ゴジラなんだ，やはり。先に述べたように，妄想は修正困難です。妄

想だと判断した時点で，私は妄想を修正することをあきらめ，Cさんの妄想ワールドに入って話を進めることにしました。「へえ〜，怪獣に嚙まれたってこと？」と驚いて見せる私。「びっくりしたよ〜」と応じるCさん。「怖かったでしょう？」と心配する私。「お〜，怖かったよ」と顔をしかめるCさん。好奇心も手伝って，私は聞いてみました。「ねえ，Cさん，ゴジラはどこにいたの？」。「あの木に登っていた」と，Cさんはリハ室の窓から見える1本の木をきっぱりと指さしました。そこには，風に吹かれて今にも折れそうな細い木が1本……。ありえない。あんな細い木にゴジラが登るなんて。

　「妄想は否定せず受け止めましょう」，教科書的に書くとそういうことになるでしょう。それを一歩進めて，「妄想は楽しみましょう」。妄想をコミュニケーションのきっかけ，広がり，感情の共有，のきっかけとして使いましょう。

文献

1) 飯干紀代子：コミュニケーションの視点からみた認知症—何を評価し，どう支援するか．コミュニケーション障害学．34(3)：123-129．2017．
2) ウナ・ホールデン，ロバート・ウッズ・川島みどり訳：痴呆老人のアセスメントとケア—リアリティ・オリエンテーションによるアプローチ．pp88-119，医学書院，1994．

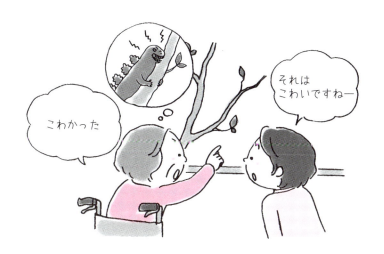

原則9 粗暴行為などの困難事例は2段構えで

　認知症の行動・心理症状（BPSD）のなかでも特に対応が難しい症状が，暴力・暴言です。患者の興奮に呼応してしまって，気づけば，こちらも声が大きくなっていたり，イライラして八つ当たりしたり，という経験はありませんか？　また，患者につままれる，ひっかかれるなどで，怪我をしたことはありませんか？「バカ」「あっちへ行け」など，辛辣な言葉を浴びせられて，心が傷ついたことはありませんか？　暴力や暴言に対しては，初期対応のあり方が大事です。2段構えで考えましょう。まず，原因が推測されるなら，それを速やかに取り除きます。それでも収まらない場合は，まずは一旦距離を置きましょう。1人で対応していたならば応援を呼びましょう。時間的・物理的に距離を置き，複数人数で対応することで，こちらが過度に感情的になるのを防ぎ，患者の興奮を減衰させる効果もあります。暴力・暴言は危機対応という側面があります。これらは，危機管理の基本的な手段でもあります。

第1段：原因が推定される時は，即座に対応しよう

　入院して環境が大きく変わり，見知らぬ人が入れ代わり立ち代わり現れてさまざまな質問をしたり，体温や血圧を測ったり，検査やリハビリに連れていかれたり…。認知機能が保たれていれば，担当看護師の顔や名前も自然に覚えて馴染んでいくでしょう。しかし，記憶力の低下した認知症の患者にとっては，毎日，新しい見知らぬ人が来て，知らない場

所に連れて行かれ，やったことのない検査を経験する，という繰り返しです。すべてが初体験に近い状態ですから，常に緊張していて，先を読むこともできません。

　これまで述べてきたような環境整理や対応の工夫をきちんと行ったとしても，急に患者が不機嫌になり怒り出す，大声をあげて怒鳴る，罵る，物を投げつけるなどの言動が現れることも少なくありません。対応の基本は，不穏や粗暴行為の原因の除去です。発熱や痛み，かゆみといった身体症状の有無，空腹や口渇，尿便意やおむつの汚染といった生理現象，室温や明るさといった物理的環境，こちらの話す内容や口調といったコミュニケーション上の問題などです。原因が特定あるいは推定されれば，まずは，そこに対応しましょう。

第2段：原因がわからない時は，ひとまず身を引こう

　しかし，そのような対応をしたとしても，一向に収まる気配がない場合は，ひとまず，その場から距離を置きましょう。特に，看護師をたたく，蹴る，ひっかく，唾を飛ばすなどの行動が見られたら，即座に身を引きましょう。これは緊急事態です。緊急時に大切なことは落ち着くことです。身を引くことで2つのことが守れます。1つは看護師自身が怪我をしないための身の安全。もう1つは看護師の心の安全です。不意にたたかれたり大声で罵られたりすると，当然怒りの感情が湧いてきます。興奮して，ついこちらも大声で制止したり言い返したりしてしまいます。そうなると悪循環です。患者はますますエスカレートしていきます。

　逆に，患者に何を言われても，ぐっと我慢して感情を押し殺してそのまま対応を続けたとしましょう。その場合は後で相当なストレスが襲ってくるはずです。「怒り」は，コントロールするのが難しい感情です。「怒り」が起こった時の基本的な対応は，まず，その場を離れること，そして6秒待つことです(166頁，表5-7参照)。そうすると，よほどでない

限り気持ちが多少落ち着くと言われます。自分のダメージを最低限にし、落ち着いて事後策が取れるよう、まずは身を引いて距離と時間を確保しましょう[1]。

ムリな時はムリ，1人で抱えない

　このような場面は，いわば緊急事態です。緊急事態には複数メンバーで当たることが鉄則でしょう。単独で対応していたなら，応援を求めましょう。ただし，大人数は避けましょう。たくさんの人に囲まれたり，口々に声かけされたりすると，視覚的にも聴覚的にも刺激過多になり，ますます，問題がこじれます。基本的には，2人での対応をおすすめします。2人で対応することで，こちらの対応にもゆとりができ，その落ち着いた雰囲気は患者にも伝わります。

　職務に真面目である人ほど，私が何とかしなくては，私のスキル不足でこんなことになった，と自分を責めるものです。もし本当に基本的な技術や初期対応のイロハが不足していたのなら反省して補う努力をすべきですが，それがなされていたのであれば，「ムリな時はムリ」と気持ちを切り替えることも，コミュニケーション技術としてとても重要なスキルです。

文献
1) 安藤俊介，デューク更家：たった6秒で怒りを消す技術．pp16-33，集英社，2016．

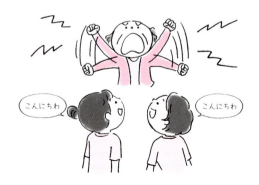

原則10 できることはやってもらう，自己肯定感は人間の基盤

wellbeingとは，1946年にWHO (World Health Organization：世界保健機関)が制定した憲章の前文に掲げられた「健康」を表す概念です。私たちは皆，基本的人権の1つとしてwellbeingである権利をもっています。認知症になったとしても，wellbeingを求める権利は保証されるべきです。wellbeingを実現するには，患者が自己肯定感や自己効力感をもつことが重要です。「自分はきっとできる」「できそうだ」という気持ちがもてるよう，できることをやってもらう，できたことを褒める，かつてできたことを思い出す，選択権を奪わない，などを実践しましょう。wellbeingには，問題や症状の発生を予防する効果もあり，患者だけでなく看護する側にとってもメリットは大きいのです。

認知症とwellbeing

WHO憲章前文にある「健康」の定義は以下の通りです。

「健康とは，病気ではないとか，弱っていないということではなく，肉体的にも，精神的にも，そして社会的にも，すべてが満たされた状態 (wellbeing) にあることをいう。人種，宗教，政治信条や経済的・社会的条件によって差別されることなく，最高水準の健康に恵まれることは，あらゆる人々にとっての基本的人権のひとつである」。

wellbeingの状態は，「その人が幸福を感じている姿」と言い変えることもできます。私たちは皆，基本的人権の1つとして，wellbeingであ

る権利をもっています。認知症になったとしても，wellbeingを目指す権利は保証されるべきです。wellbeingには，さまざまな問題や症状の発生を未然に防ぐ効果があるともいわれます。wellbeingを実現することは，患者本人の幸福はもちろん，患者の問題発生を抑制するという点で，看護する側にとっても大きなメリットがあります。

wellbeingとコミュニケーション

　wellbeingの柱の１つが，自己肯定感という概念です。自己肯定感とは，自分を肯定する感覚のことであり，「自分は大切な存在」「価値ある存在」と感じることです。認知症患者が自己肯定感をもつためには，２つの働きかけが有効です。１つが，原則５「正面から目を見て３秒待つ，手を触れる」で述べた「あなたは大切な人である」と態度で示すことです。相手の正面から，同じ高さで，じっと見る，微笑む，触れる，といった一連の行為です。

　もう１つが，患者の自己効力感を育むことです。自己効力感(self-efficacy)は，心理学者バンデューラ(Bandura A)が1977年に提唱した概念[1]で，困難な状況であっても「自分は対処できる」と確信・自信がもてることをいいます。「自己効力感」があることによって人は物事に前向きに取り組み，困難に耐えることができるとされます。

　患者が，「自分はきっとできる」「できそうだ」という確信の気持ちをもつにはどうすればよいかを考える前に，「自己効力感を妨害する要因」を示します(表3-5)。虐待を受けている，何か言ってもそれを否定される，褒められない，自分で選択できない，できることを先回りしてやられてしまうなどです。認知症は，これまでできていた生活全般のことが少しずつできなくなっていく病気です。患者は，できなくなっていく自分に不安や苦痛を感じていて，そもそも自己効力感が低い状態にいます。そこに追い打ちをかけるように，表3-5のような対応がなされたら，すでに風前の灯火だった「自分はきっとできる」「できそうだ」という気

表3-5 自己効力感を妨害する状況

状況	具体例
虐待	身体的な虐待や，世話の放棄など
否定	言うことを否定される
承認されない	認めてくれない，褒められない
選択権がない	一方的に与えられる，自己決定権がない
無視される	話を聞いてくれない，相手にしてもらえない
過保護・過干渉	できることを先回りしてされてしまう

持ちが完全に消滅してしまうのは自明のことでしょう。

　私たちが喜びを感じる瞬間の1つに，「何かができた」時があります。小さいことでよいのです。「自分にもできた」という達成感が自己効力感を生みます。「次もやってみよう」という意欲の基盤になります。

　認知症患者の自己効力感が高まる方法は，次の4つです[1]。❶かつて成功した経験を思い出す，❷今できる経験をする，❸能力があると励まされる，❹達成感や喜びで気分が高揚するなどです。

　これらのうち，❶かつて成功した経験を思い出す，については，原則4「生活史はかかわりのきっかけ」で述べた「生活史を聞く」なかで，試みることができるでしょう。

　❷今できる経験については，患者のかつての技能や趣味など強みに働きかけることも有効[2]ですが，保たれているコミュニケーション能力を活かすことも重要です（原則7「文字を効果的に使う」）。前頭側頭型認知症などの一部を除いて，中等度の認知症であれば多くの患者は文字を読んだり書いたりする機能がある程度保たれています。また，認知症が重度になっても「復唱」機能は保たれます。復唱とは相手が言ったことをそのまま繰り返すことで，日常生活では「おはよう」「こんにちは」な

どの挨拶が，まさに「復唱」です。挨拶することは患者と気持ちを交わすだけでなく残存機能の賦活でもあるのです。

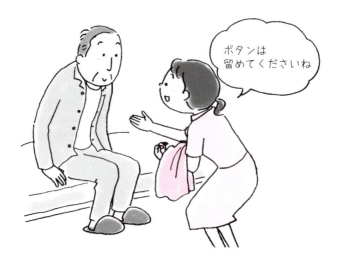

文献
1) Bandura A: Self-efficacy: Toward a unifying theory of behavioral change. Psychological Review. 84 (2) : 191-215, 1977.
2) 畑野相子, 筒井裕子：認知症高齢者の自己効力感が高まる過程の分析とその支援．人間看護学研究．4：47-61, 2006.

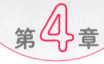

場面別の心構えと
おすすめの対応法

1 看護行為場面

更衣

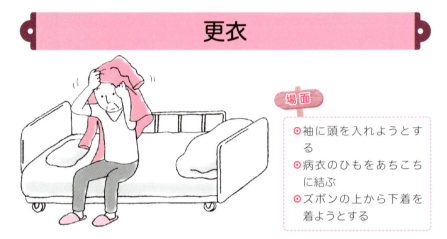

場面
- 袖に頭を入れようとする
- 病衣のひもをあちこちに結ぶ
- ズボンの上から下着を着ようとする

解説　私たちにとって，更衣＝着替えは，習慣化したほぼ自動的な行動です。お酒に酔って意識がぼーっとしても，眠たくて半分目が閉じていても，パジャマに腕を通し，ボタンを留めることができるでしょう。

　しかし，更衣の行動を一つひとつ分解してみると，実に多くの認知機能が必要なことがわかります。パジャマを例にとると，❶パジャマであると認識する，❷襟と袖を確認する，❸袖の左右を見分ける，❹左の袖の穴に左手を通す，❺右の袖の穴に右手を通す，❻ボタンとボタンホールを合わせる，❼ボタンを留める，といった最低7つの工程が必要です。

　他の衣服との順番を間違えないことも必要です。例えば，言うまでもないくらい当たり前のことですが，下着を着けてからパジャマを着るといった順番です。

　認知症の人は，視空間認知の低下により，左右上下がわかりにくくな

り，右の袖に左手を通そうとすることが起こります。また，パジャマの上着の袖の穴と，ズボンの穴の見分けができなくて，袖に頭を入れようともがく，ズボンをかぶろうとする，病衣のひもをあちこちに結んでしまうなどの様子もみられます。

着る順番を間違えて，パジャマの上に下着を着てしまうこともあります。

心構え
1. 更衣のどこができて，どこができないかを見極めよう
2. できないところを，さりげなく手伝おう

こうやってみたらどうでしょう

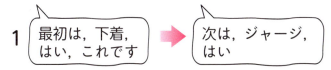

1　最初は，下着，はい，これです　→　次は，ジャージ，はい

一度にたくさん渡さない。順番に渡すことで，順序の混乱を防ぐ

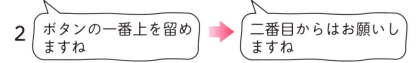

2　ボタンの一番上を留めますね　→　二番目からはお願いしますね

一番上を留めると次からは自分でできる。きっかけを与えつつ，できることは自分でしてもらう

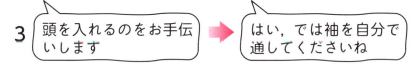

3　頭を入れるのをお手伝いします　→　はい，では袖を自分で通してくださいね

自分で頭を入れると前後ろが逆になってしまうこともある。間違うであろうことは，こちらでやっておく

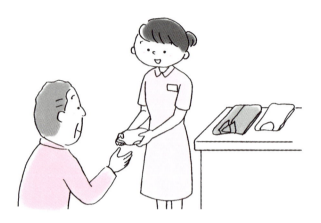

やめておきたいこと

1 〔はい，下着と着替えです〕

一度に渡すと，着る順番も，服の左右も上下も，空いている穴の意味も，すべてが混乱してしまう

2 〔私がやりますね〕

すべてこちらでやってしまうと，患者のできる能力を発揮する機会を奪ってしまう。余計にできなくなる

> **Point**
> 患者の自己肯定感を間接的にうばうことになる

メモ

衣類の工夫

高齢になると，手指の巧緻性が低下します。ボタンホールのボタン，ひもなどの扱いが難しくなります。スナップボタンやマジックテープなど，着やすさの工夫をすることも混乱を未然に防ぎます。

整容

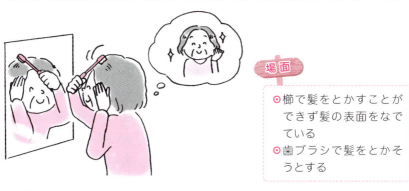

場面
- 櫛で髪をとかすことができず髪の表面をなでている
- 歯ブラシで髪をとかそうとする

解説　私たちは，櫛，歯ブラシなどの使い慣れた日常物品は，特に意識しなくても使うことができます。

しかし，認知機能が低下すると，❶物の意味がわからなくなる，❷使い方がわからなくなる，❸順番がわからなくなる，といったことが起こります。これらの症状は，「失行」と呼ばれます。

❶「物の意味がわからなくなる」と，「歯ブラシ」を渡されても何だかわからないので，何も行動を起こさなかったり，それで髪を梳いたりします。❷「使い方がわからなくなる」と，櫛の歯の部分で髪を梳くことがわからず，櫛の平らな部分で髪の上をなでたり，頭をトントンと叩いたりします。❸「順番がわからなくなる」と，歯磨き粉と歯ブラシを渡すと，何もつけずに歯を磨き，歯磨き粉はずっと持ったまま，ということが起こります。

失行は，軽度の場合は声かけが有効ですが，声かけだけでは難しいことが多いです。こちらの行動を模倣してもらうと，うまくいくことがあります。模倣でも難しい場合は，そっと手を添えて，使い方を知らせましょう。

心構え
1. こんなに簡単なことがわからないのか,という思いを捨てる
2. 援助の順番は,声かけ→模倣→介助

こうやってみたらどうでしょう

1 歯ブラシですよ → 歯を磨きましょう

物の意味と目的を,目の前で物品を見せながら,はっきり伝える

2 私の真似をしてくださいね

患者の目の前で,看護師がやって見せる

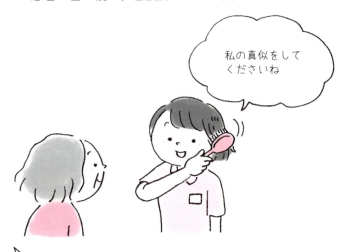

3 ちょっとお手伝いしますね

患者に歯ブラシを持たせ,看護師が手を添えて,前歯を2〜3回ブラッシングする。このきっかけで,自分でできる場合がある

やめておきたいこと

1 「自分でできるまで，待つ・見守る」

失行の場合は，待って見守っても，患者は四苦八苦，試行錯誤するだけ。待つ・見守るのは，何かしら行動のきっかけを与えた後にする

2 「私がやりますね」

すべてこちらでやってしまうと，患者のできる能力を発揮する機会を奪ってしまう。余計にできなくなる

> **Point**
> 患者の自己肯定感を間接的にうばうことになる

メモ

失行
失行には種類があります。
- 観念運動失行：バイバイ，敬礼，じゃんけんといった習慣的なジェスチャーができない。バイバイをする時に手を横にヒラヒラさせたり，敬礼をしようとして手を顎に当てたりといった行動がみられる
- 観念失行：いくつかの物品を連続で使うことができない。例えば，茶筒からお茶葉を匙ですくって，急須に入れて，ポットからお湯を入れ，湯呑に注ぐといった一連の行動がちぐはぐになったり，お茶葉だけ入れてお湯が入っていないのに湯呑に注ごうとしたりする

入浴

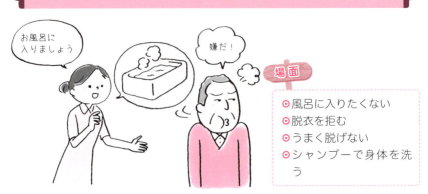

場面
- 風呂に入りたくない
- 脱衣を拒む
- うまく脱げない
- シャンプーで身体を洗う

解説 私たちは，お風呂という言葉を聞くと，多くの人が「温かくて気持ちいい」「疲れがとれる」「リラックスできる」というイメージがわくのではないでしょうか。一方で，ひどく疲れている時や具合が悪い時は，お風呂に入るのが億劫だったり，疲れるのでさっさとあがったりということもあるでしょう。

認知症の人が入浴を拒むのには，いくつか理由があります。❶疲れや意欲低下でお風呂に入る気持ちにならない，❷人に服を脱がされたくない，❸人に身体を洗われたくない，❹風呂で嫌な思いをしたことが潜在記憶として残っているなどです。

患者がどのような理由で入浴を拒むのか，見当をつけることが大切です。理由が「疲れや意欲低下」「風呂で嫌な思いをした」であれば，温泉に行くような入浴セットを用意する，風呂場に温泉の暖簾をかけるなどで，モチベーションを上げることが有効です。「人に服を脱がされたくない」「人に身体を洗われたくない」であれば，自分でできることをやってもらうことで，入浴へのマイナスイメージを減らすことができます。

心構え
1. 入浴を拒む理由を見極めよう
2. 「お風呂に入って良かった」と思ってもらうことが，次回の入浴につながる

こうやってみたらどうでしょう

1　温泉セットを用意しましたよー

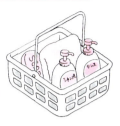

竹やプラスチックのカゴに，タオル，シャンプー，石鹸などを入れて，今から温泉にでも行くような雰囲気をつくる

2　手だけ，足だけ浸かってみましょうか

洗面器で，手湯・足湯に浸かってもらい，気持ちよさを感じてもらったうえで，入浴誘導

3　手が届かないようなので，背中を流しますね **ついでに髪も洗いましょうか**

背中を流してもらうことは嬉しいことでもある。温泉や銭湯で，親しい人と背中を流し合った記憶が蘇るかも。そのような流れだと，次の介助もスムーズにいくことが多い

やめておきたいこと

1　脱衣の時に，黙って手をかけて脱がせる

人からいきなり服を脱がされるのは，重大なエチケット違反であり，人権侵害。一呼吸おいて，困っている時にすかさず，「手伝いましょう」と言うと，すんなりいくことが多い

2　シャンプーが目に入って痛い，シャワーが強くて鼻や口に入る

重度の認知症の人であっても，嫌なエピソードがあると，感情記憶が後々まで残る

排泄

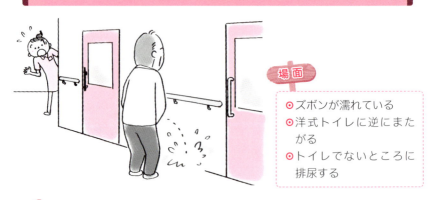

場面
- ズボンが濡れている
- 洋式トイレに逆にまたがる
- トイレでないところに排尿する

解説　認知症の人の排泄に関する失敗の原因は，大きく3つです。1つ目は生理的な問題です。加齢による泌尿器系の機能低下と皮膚感覚の鈍麻，認知症による前頭葉での尿意コントロール低下，によるものです。

　2つ目は視空間認知の問題です。トイレの形や向きが正確に認識できず，方向を誤ったり使い方を間違えたりします。また，イメージの中の昔のトイレと，現実の白くキラキラした空間が大きく違うため，トイレだと認識できず，廊下の隅などで排尿する男性もいます。

　3つ目は失行あるいは遂行機能障害によるものです。排泄に関する一連の動作は，多くの要素から成り立ちます。女性の場合，トイレのドアを開ける，便器を認識する，便器の前に後ろ向きで立つ，ズボンと下着をおろす，腰かける，排尿する，トイレットペーパーをちぎる，拭く，立ち上がる，下着とズボンを上げる，水を流す，トイレを出る，という12の工程があります。それらを順序立てて行えないと，間に合いません。

心構え
1. 排泄動作のどこに支障があるかを見極めよう
2. 定時誘導で，失敗を予防しよう
3. そわそわ，うろうろ，といったサインに気づこう

こうやってみたらどうでしょう

1 レクリエーションの前に，念のためトイレに行っておきましょう

何かの行事や作業の前にトイレに行く，という促しは効果的

2 トイレはあそこですよ。ご案内します

そわそわ，うろうろ，といったサインに気づいたら，さりげなく案内

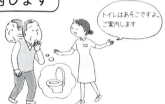

3 ちょっとだけお手伝いしますね

身体の向きを正しい方向にセットする，ズボンを下げるなど，できないところだけを手伝う。排泄時は，外で待機

やめておきたいこと

1 トイレに行く時は声をかけてくださいって言ってますよね

尿意を自覚し，それを告げること自体が難しくなっているため，問題は解決しない

2 ズボンが濡れてますよ，気づかないのですか？

皮膚感覚や嗅覚の低下も加わり，漏らしていることに気づかない場合も多い。失禁して恥ずかしい気持ちは残っており，羞恥心を持ち続けることは人として大事。濡れる前の対応が大切で，濡れてしまった時はさりげなく着替えを

食事

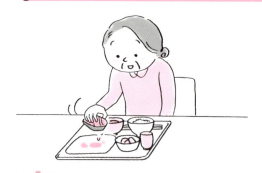

場面
- 配膳されても自分から食べない
- 目の前のものだけを食べる
- 手づかみで食べる

解説　食事場面のこのような行動にもいくつかの理由が考えられます。配膳されても自分から食べない時は、食べ方がわからない場合と、そもそもお腹が空いていない場合があります。前者の場合は介助することが有効ですが、後者の場合は身体を動かしたり笑ったり歌を歌ったりといった日頃の活動量をあげることが先決です。

　目の前のものだけを食べる場合は、視覚認知と注意力の問題が考えられます。食べ残しがあることを伝えて促す、手をつけていない皿を目の前に置くといった方法もありますが、食べ物をワンプレートに載せて出すというのも有効です。

　手づかみで食べる場合は、箸やスプーンといった道具を使うのが難しくなった可能性があります。ただ、手でつかんででも食べたいという、食に対する熱意が十分あるとも言えます。おかずをフォークで刺して食べられる形態にしたり、ご飯をおにぎりにしたりして、食べたい気持ちをうまくサポートしたいものです。

　食事は大切なコミュニケーションの時間でもあります。さまざまな介助で看護師にとっては多忙な時ですが、「筍が美味しい季節ですね」「お彼岸なのでおはぎですよ」といった季節感のあるやりとりをすると、重度の認知症の患者から、思わぬ返事や笑顔が返ってくることがあります。「美味しいですか？」そんな声かけをすることが、実は、こちらの気分も明るくしてくれるのです。

心構え

1. 食べ方がわからないのか，食べたくないのかを見極めよう
2. 食べたいという気持ちを大事にしよう
3. 食事を題材にコミュニケーションをとってみよう

こうやってみたらどうでしょう

1 　美味しそうなお魚ですよ　→　お箸を渡しますね

献立を説明し，美味しそうな食事がきたことを伝え，次に，箸を渡して食べはじめるきっかけをつくる

2 　芋の煮物ですよ

フォークで刺して，手渡すとそのまま，自分で口に入れることが多い。おにぎりにすると自分から手を伸ばす人もいるが，そうでない人には，手に持たせると自分で口に入れる

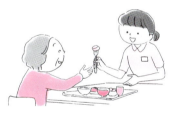

やめておきたいこと

1 　すべてこちらが食べさせる

できる能力を奪ってしまう

2 　黙ったまま介助する

ただの作業になっている。食事は，車にガソリンを入れるのとは違う

本人と家族が一緒にいる時

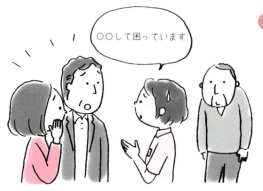

場面
- 「お風呂に入りたくないと言って，みんな困ってるんですよ。これまでも，そうでした？」と，本人の前で家族に苦情を言ったり，本人を蚊帳の外に置いて質問したりする

解説　認知症患者は，最重度の場合を除き，自分の認知機能に何らか不具合があること，前と違っていろいろなことができないことを薄々自覚しています。自分の現在の状態に戸惑いや不安を感じています。加えて，多くの人が，忘れたり失敗したりして，家族や周囲の人から非難・叱責された経験をもっています。このような経験は，自尊感情や自己効力感を低下させます。つまり，「自分は簡単なこともできない役に立たない人間だ」「皆に迷惑をかけるだけだ」という気持ちを抱いているということです。

　本人と家族が一緒にいる場合，本人の前で，困りごとの列挙をすることは避けましょう。誰だって，自分の失敗を人前で非難されたくないものです。「そんなことはやっていない」「恥をかかされた」と怒る患者がいますが，それはもっともなことです。しかし，多くの患者は，ただ黙って聞いています。やるせない気持ち，恥ずかしい気持ちを感じながら。あるいは，聞きたくないので，聞き流しているかもしれません。そして，自尊感情や自己効力感の低下，無力感が進んでいくのです。

　また，本人に関することで質問をする時は，本人にも尋ねることを基本としましょう。自分がきちんと対応されている，1人の人間として認められていると感じ，看護師と本人の信頼関係につながるのです。

心構え

1. 本人の前で，本人の失敗や困りごとを言わない
2. 質問をする時は，家族だけに聞くのでなく，本人にも尋ねる

こうやってみたらどうでしょう

1 「奥さん，ちょっと廊下に出てもらえます？」

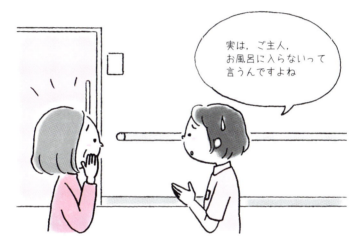

実は，ご主人，お風呂に入らないって言うんですよね

本人のいないところで話す。本人・家族一緒のところで話すと，家族の言い分に患者が反論して，時に，言い合いになってしまうこともある

2　昨日,お風呂に入りたくないっておっしゃいましたよね。今までも,そんなことありました?

本人「わしは,風呂は好きだ」

あら?　じゃ,今日,特別に入りましょう

本人に尋ねることで,患者の自尊感情を守るだけでなく,看護に活かせる新たな事実や気づきが得られることがある

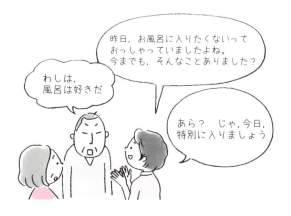

やめておきたいこと

1　昨日は○○で,今日も△△で。だから,これからは××しようと思います。いいですよね

妻「はい,お願いします」

本人のことなのに,本人の顔を見ることなく,本人に聞くこともなく,妻が意思決定をしている。本人が考える機会を奪っている。本人は,より一層,考えることをやめてしまう

2 行動・心理症状

家に帰りたがる

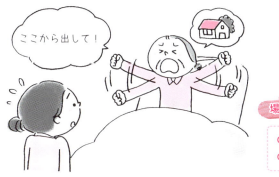

場面
- 「家に帰りたい」
- 「ここから出して」

解説　「家に帰りたい」。病院や施設に入院・入所している人の多くが抱く自然な願いです。この思いをもつこと自体には何ら問題はありませんし，「家に帰りたい」という気持ちが治療への意欲につながり，療養上，プラスに働く場合もあります。

　認知機能が保たれていれば，自分が置かれている状況を分析・理解して，「帰りたいけど今は無理だな」「この気持ちをバネにして頑張ろう」と感情をコントロールすることができます。しかし，認知症患者の場合，見当識（時間・場所・状態の認識）の低下，記憶力の低下，感情をコントロールする能力の低下のために，「家に帰りたい気持ち」を制御することができません。入院していることが理解できず「ここから出してくれ」，真冬の夜なのに「今すぐ歩いて帰る」，説明を覚えていないので30分おきに「帰る」と言い続ける，気持ちを抑えられずに「帰してくれー」と叫ぶ，などが起こります。

心構え

1. 帰宅願望は人が抱く自然な願望であると受け止める
2. 尿意，寒さ暑さなどの生理的・環境的要因を取り除く
3. さりげなく気分転換を提案

こうやってみたらどうでしょう

1「家は良いですよね。Aさんのお家って周りに何があるんですか？」

気持ちを受け止めたうえで，思い出話をしながら，気持ちを落ち着ける

2「家に帰ったら，どんなことをしたいですか？」

家に帰りたい理由を聞いて，それにまつわる対応や会話の糸口にする

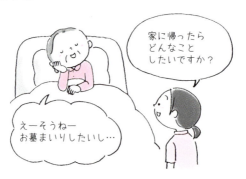

3「とりあえず，温かいお茶でも飲みましょう」

尿意，寒さ・暑さ，騒がしさなどを取り除いたうえで，気分転換を図る

やめておきたいこと

1 「ここは病院で，今，夜中ですから帰れるわけがありません」

見当識が低下している場合は，どんなに正論であっても患者は受け入れないことが多い

2 「何度言ったらわかるんですか」

前にも同じようなことがあったとしても，患者はそれを忘れているので，患者にとっては，毎回が初めての質問である。余計，こちらに不信を抱く

文献
1) 石田貴恵，横井輝夫，青山景治・他：認知症者の徘徊行動の分析―BPSDの解釈モデルを用いて．理学療法学，36(2)：2228，2009．
2) 菅野圭子，八田達夫，生田宗博：施設入所中のアルツハイマー型痴呆患者の徘徊行動の特徴と関連状況調査．作業療法，24(1)：50-59，2005．

何度も同じことを尋ねる

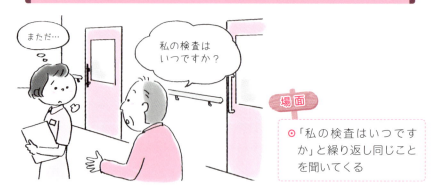

場面
- 「私の検査はいつですか」と繰り返し同じことを聞いてくる

解説 1日に何回も，多いときは30分おきに何かを尋ねてくる患者がいます。理由は2つ考えられます。1つは，本人にとってそれが非常に大切で気になって気になって仕方がないためです。もう1つは，記憶障害のため，今聞いたことをすぐに忘れてしまうためです。聞いた内容はもちろんのこと，自分が尋ねたこと自体が全く記憶にありません。ですから，それがたとえ6回目であったとしても，患者にとっては初めて尋ねたことになるのです。看護師側にとっては，「さっきも『明日10時』って言ったでしょ，もう6回目だよ，いい加減にして」と言いたくなりますし，つい態度にも表れてしまいがちです。しかし，患者にとっては，「わからないから聞いただけなのに，なぜ，そんなにイライラした態度で答えるのか？」と腑に落ちず，時には憤慨してしまう場合もあります。

心構え
1. 本人にとっての一大事，と受け止める
2. 尋ねられたことに対して，淡々と答える
3. 大事なことは紙に書いて，目につく所に貼っておく

こうやってみたらどうでしょう

1 明日の10時ですよ。検査, 気になりますよね

事実を伝え, かつ, 本人の気持ちを受け止める。不安な気持ちを受け止めてもらえたことで落ち着き, 繰り返しの質問が多少減ることがある

2 「明日の10時です」と, 淡々と答える

患者は, 答えを聞きたいから質問しているので, 淡々と事実だけ答える方法も有効。「ああそう」と納得することも多い

3 「○○さんの検査, 明日10時」と書いた紙を目立つところに貼っておく

この紙を患者自ら見ることは少ないが,「ここに貼ってありますよ」と指したりすることで, コミュニケーションが新たに展開し, 互いの気分が楽になる

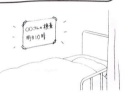

やめておきたいこと

1 もう6回目ですよ, 何度も聞かないでください

聞いたこと自体を忘れているので,「今初めて聞いたんだ, 何度も聞くとは何事だ」と「言った・言わない」の論争になる

2 さっきも聞きましたね, いつか思い出してください

検査日時を完全に忘れているので, 思い出すことは不可能

文献
1) 飯干紀代子:今日から実践 認知症の人とのコミュニケーション. 中央法規出版, 2011.
2) Michelle SB: Memory Books and Other Graphic Cuing Systems: Practical Communication and Memory Aids for Adults with Dementia. Health Professions Pr. 2007.

うつ状態

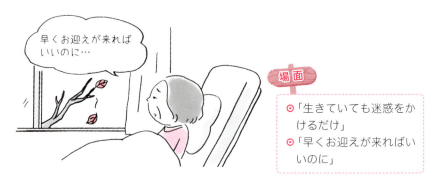

場面
- 「生きていても迷惑をかけるだけ」
- 「早くお迎えが来ればいいのに」

解説 認知症に伴う精神症状の1つに，うつ状態があります。うつ状態とは，気分が落ち込んでいる，憂うつな気持ちになる，食欲がわかないなどの症状がいくつかある状態です。

日常生活では，❶部屋から出ようとしない，❷楽しみや喜びをあまり感じていないようで，表情がさえない，❸良いことが起こっても気分が晴れない，❹「どうせ私なんか」「長生きしても迷惑をかけるだけ」「むなしい」「疲れた」など，心身の疲労を表す後ろ向きな発言が多い，といった様子がみられます。

うつ状態は，一過性の場合もあり，さまざまなきっかけにより，気分が回復することもあります。例えば，ある出来事で気分が沈んでいたとしても，それを打ち消すほど良い出来事があれば，気分をもち直す可能性があります。また，うつ状態の原因となった出来事が解決されれば，自然と回復することもあります。否定的発言に対しては，即座に，「大丈夫ですよ」「そんなこと言わないで」と励ましたり否定したりせず，「そんな気分なんですね」と，気持ちを受け止めましょう。

軽い運動を行うことも有効です。調子が良さそうであれば，レクリエーションなどに誘いましょう。誰かと話す，手を使った何かしらの作業に没頭することもおすすめです。ただ，やり過ぎは禁物です。

心構え

1. うつ病の場合は，薬物療法を含むうつ病治療を優先させる
2. 否定的発言は，ひとまず受け止める
3. 身体に触れ，そっと見守っている気持ちを伝える
4. 調子が良さそうな時は，積極的に働きかける

こうやってみたらどうでしょう

1. 家族に迷惑をかけてすまないなあ，という気持ちなんですね → そう思ってしまう時ってありますよね

まずは，つらい気持ちを受け止める。励ましたり，気分を変えたりする発言は，その次に

2. お迎えが来る？　まだまだ早いですよ！

調子がよさそうな時や，もともとバイタリティーがある患者には，明るく冗談で返すことで，やる気が出ることも

3. 今日は暖かいから，庭に出てみましょうか

気分を変えるきっかけは，人との関係性だけではない。小春日和，涼しい風，きれいな夕日，紅葉といった自然，猫や小鳥といった動物も，大切な気分を上げるアイテム

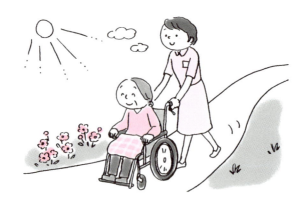

やめておきたいこと

1 死んだほうがいいなんて言わないでください

「死ぬ」という言葉が患者から出た場合は注意。即座に否定しない。場合によってはうつ病を疑う

2 頑張りましょう。みんな頑張っているんですよ

うつ状態がかなり続き，どんどん気分が沈んでいくような場合は，安易に励まさない。

メモ

うつ病とうつ状態
うつ状態は，一時的に憂うつになって，気分が落ち込み，ふさいで，元気が失せて，心身の不調をきたした状態です。

意欲低下（アパシー）

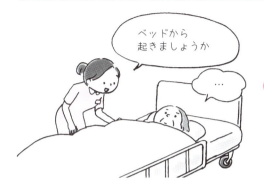

場面

- 「ベッドから起きましょうか」「……」
- 「テレビを見ますか？」「……」

解説 　こちらからの声かけや誘いに何の反応もない。放っておけば，ずっとベッドで寝ている。そんな認知症患者もいます。一見，うつ状態と似ていますが，意欲低下（アパシー）は，死にたい・つらい，といった悲哀感の訴えがありません。何もする気が起こらない，という状態です。

　理由は2つ考えられます。第1は，状況をよく把握できていないことからくるものです。つまり，見当識が不十分なのです。今，入院していることがそもそも認識できていない，あるいは，月曜は回診で，水曜と土曜が入浴で，午後には毎日リハビリがある，といった日々の流れの認識できておらず，何をしてよいのかわかりませんし，知らない人が入れ代わり立ち代わり来て，騒々しくて，疲れて，寝ていたほうがよい，という状態になっていることが考えられます。

　第2は，学習性無力感という状態です。学習性無力感とは，思い通りにできなかったり，やっても評価されなかったり，むしろ叱責されたりといったことが繰り返されると，自信をなくし，意欲をすっかり失ってしまった状態になることです。これは年齢を問わず起こります。

心構え
1. 悲哀感の有無で，うつ状態と鑑別する
2. アパシーなら，本人の好むもの，心地良いものを探す
3. いきなり集団に入れず，見学などから徐々に

こうやってみたらどうでしょう

1 昔，三味線をされていたそうですね。今，テレビでやってますよ

家族などから聞いた生活史のなかから，本人が好むものを探す。ただ，1回で本人の意欲にぴったり合った活動が見つかるものではない。何回か手を変え品を変え，試してみる

2 今，食堂で体操やってます。見に行きましょう

何もしたくない人が，いきなり，皆と一緒に身体を動かすのは，ハードルが高すぎる。まずは見学して，楽しそうな雰囲気を感じてもらう

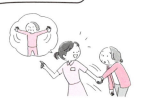

やめておきたいこと

1 ずっと寝ていては，ダメですよ

ずっと寝ていたい時には，本人なりの理由がある。否定せず，まずは理由を探す

文献
1) 日本精神神経学会監：DSM-5 精神疾患の診断・統計マニュアル．pp155-186，医学書院，2014．
2) 一番ヶ瀬康子監・下仲順子，中里克治編著：高齢者心理学．建帛社，2004．
3) 大野裕編：高齢者のうつ病．金子書房，2006．

暴言

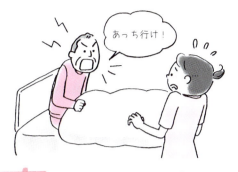

場面
- 「熱いじゃないか，バカ」
- 「そんなこともわからないのか」
- 「お前なんかあっち行け」

解説 　暴言とは，他人を傷つけるような言葉，礼儀から外れた失礼な言葉であり，言葉の暴力といえます。たった一語でも，相手をひどく不快にさせ，傷つけ，やる気を失わせる言葉です。

　認知症患者の暴言の原因は3つ考えられます。第1は，本人が，嫌だ，痛い，寒い，眠いなど，何らかの不快な感情をもっていることです。第2は，抑制力の低下により，感情がストレートに出てしまうためです。第3は，認知機能低下により周りの状況を把握できず，例えば，限られた時間のなかで服を脱がせようとしているから仕方ないかと相手を慮ることができないためです。

　暴言には，その根底に，本人の不快な感情がありますから，まずは，本人にとっての不快な環境を探して，できるだけ避ける工夫をすることです。患者によっては，ユーモアを交えて軽妙に受け答えする，という方法もあります。認知症が中〜重度でもユーモアを理解できる患者は結構います。気の利いた一言で，相手の暴言を事前に回避する可能性もあります。

　暴言に対して，こちらの心が傷ついたり，怒りが爆発しそうになったりすることもあります。そのような時は，ひとまず，距離を置くことです。その場を離れる，あるいはそれができない場合は，1歩でも2歩でも下がりましょう。まともに聞くとこちらの怒りも増強しますので，とりあえず聞き流すことも大切です（第5章参照）。

心構え
1. 暴言の原因を探る
2. ユーモアで逆襲してみる
3. 距離を置く，聞き流す

こうやってみたらどうでしょう

1 「あ，タオル，熱かったですか？ すみませんー」 → 「はい，冷えました」

とりあえず謝り，冷まして，原因を取り除く。申し送りで全体共有し，ぬるめのタオルを用意して，次回から未然に防ぐ

2 「あっち行け？ はい，ちょっと下がりましたー」

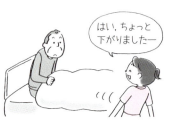

「はい，ちょっと下がりましたー」

ユーモアを交え，10数えるくらい時間を置くと，自分も相手も，クールダウンすることができる

3 同僚や上司に話す

怒りやつらさをため込むと，自分の心の安定が保てなくなる。誰かに話して，自分の怒りのレベルをこまめに下げておく

やめておきたいこと

1 「あっち行け？ じゃあ，点滴は誰が変えるんですか？」

もっともな正論だが，正論で返すと，患者の怒りに油を注ぐことになり，ああ言えばこう言うの応酬に陥る

文献
1) Arinello L: Humor, laughter and brain. Society of Neuroscience. pp1-2, 2001.

ひっかく, たたく, つねる

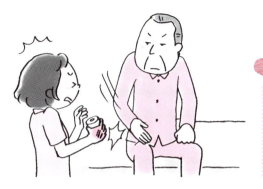

場面
- ひっかかれる
- たたかれる
- つねられる
(ガーゼを取り替える, タオルで清拭する時などに)

解説 入院して環境が大きく変わり, 検査や治療の負担がかかる状況では, 小さなことに敏感になりがちです。テープを剥がす時に痛かった, タオルが少し熱かったなど, 入院前には気にならなかった些細な刺激も, 患者に大きな恐怖や怒りをもたらすことがあります。

まずは, できる限り環境の負担を軽くすることです。部屋が寒い・暑い, 騒々しい, 明るすぎるなどを避けましょう。そして, どんな時に, ひっかく, たたく, つねるなどの行為が起こるかを探り, できる限りそれを起こさないような環境を目指しましょう。

次に, なるべくゆっくり穏やかに声かけするよう心がけましょう。重度の認知症患者であっても, 相手の雰囲気をかなり正確に認識することが明らかになっています。穏やかで笑顔の人には, 患者も注目し穏やかな表情になりますが, とげとげしい人には視線を外し, 身体をこわばらせて, 少しでも離れようとのけぞる様子がみられると言われています。

そのような理想的な対応をしても, 患者からひっかかれたり, たたかれたりした時は, まずは, すかさず身を離しましょう。それは自分の身体を守るだけでなく, 反射的にやり返してしまうことを避ける意味もあります。身体に危害を受けると, 人は非常に強い怒りが沸き上がります。相手の近くにいればいるほど, 怒りは強さを増してきます。対応が難しいと感じたら, 1人でやろうとせずに, 応援を頼みましょう。

心構え
1. 環境を整える
2. 穏やかに接する
3. 1人で対応しない

こうやってみたらどうでしょう

1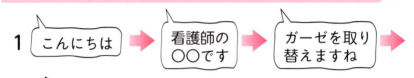

こんにちは → 看護師の〇〇です → ガーゼを取り替えますね →

ちょっと、痛いかもしれません

これから、誰が、何をするのか、はっきり言う。入院中に看護師が来れば、「傷の手当かな」と推測するが、認知症患者はその前提がわからない。そのつど、前提を確認する

Point
続けて言わない。1つずつ区切って言う

2 どうにも行動が収まらないようなら応援を頼む

1人で対応しない。多人数だと、患者がより興奮することがあるので、自分と患者の安全が守れる範囲の2〜3人程度

やめておきたいこと

3 痛いじゃないですか、おとなしくしてください

「おとなしくして」と言って態度が変わるくらいなら、最初から暴れない。身体に危害が及んだら、まずは距離を置く

文献
1) 坪井康次：ストレスコーピング−自分でできるストレスマネジメント．心身健康科学．6(2)：1-6, 2010.
2) 安藤俊介：アンガーマネジメント入門．朝日文庫, 2016.

汚れたものをポケットに

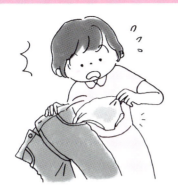

場面
- 便のついた下着やティッシュペーパーがポケットに入っている

解説 便のついた下着やトイレットペーパーがポケットに入っているのに気づいたら，思わず「何でこんなものをポケットに入れるんですかっ!?」と言いたくなります。不衛生だと思わないのか？ ポケットまで汚れてしまうではないか？ ゴミ箱ならここにあるのになぜ捨てない？ 嫌がらせか？ など疑念が尽きません。

これには，患者なりの理由があります。「しまった，便を漏らしてしてしまった。恥ずかしい。何とかせねば」という焦りと，恥ずかしさです。何とか下着を脱いだものの，どうすればよいのかわからず，とりあえず隠そうとポケットに入れ，それを忘れてしまうという展開です。

あるいは，ゴミ箱を探したが視空間認知の問題で見つけられず，床に捨てるわけにもいかず，とりあえずポケットに入れる，という流れです。最初は便がついていることを覚えているのですが，ゴミ箱を探しているうちに，便のことは忘れ，単にティッシュペーパーをポケットに入れた，という感覚になっています。

つまり，患者に悪気はないのです。ポケットに入れたことも，それに便がついていることも，覚えていないのです。ですから，冒頭のように「何でこんなものをポケットに入れるんですかっ!?」と言われても，患者に答えはありません。むしろ，言いがかりをつけられた，濡れ衣を着せられた，という気分になってしまいます。

心構え
1. 汚れたものをポケットに入れるのは，本人なりの理由がある
2. 淡々と尋ね，淡々と処理する

こうやってみたらどうでしょう

1 あら，ポケットに汚れた下着が入ってる。○○さんのですか？

淡々と聞く

2 このままだと汚いので，服も着替えましょうね。どうして，入ってたのかしらね

患者は全く身に覚えがないので，むしろ被害者の感覚でいる。処置をしてくれる看護師は，自分の味方，窮地を救ってくれた人という位置づけになる

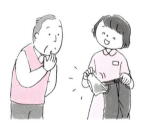

Point
笑顔で一緒に不思議がる

やめておきたいこと

1 これは○○さんの下着ですね！便で汚れたなら，すぐ教えてくれないと困ります

確かに事実であり，正論である。しかし，患者に覚えがないので困惑し，濡れ衣を着せられたと怒る場合もある。そもそも，便をしたことも覚えていないので，すぐ教えろと言われても納得がいかない気持ちになる

ごはんを食べていない

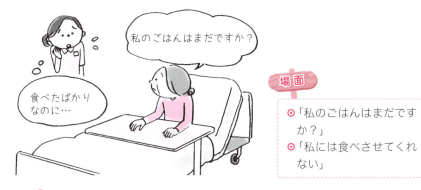

場面

- 「私のごはんはまだですか？」
- 「私には食べさせてくれない」

解説　在宅でも入院生活でも，よくみられる光景です。理由は2つあり，どちらも脳機能の低下に由来します。第1の原因は，脳の情報伝達の障害のために，満腹・空腹の情報が正しく伝わらなかったり，曖昧になったりしていることです。通常は，食べたら満腹感や満足感があるものですが，認知症患者は，この感覚が曖昧なのです。

第2の原因は，記憶力の低下，つまり健忘です。健忘にもいくつか種類がありますが，認知症では「直近の記憶」が最も障害されます。つまり，さっき食べたばかりなのに，もうそのことを忘れているという状態です。

認知症の代表的なスクリーニング検査に，長谷川式簡易知能評価スケールがあります。記憶の質問として，❶3つの単語を覚え数分後に思い出す，❷5つの物品を見たあと，それらを隠し，何があったかを言ってもらう，というものがあります。認知症患者は，この課題が難しいのです。さっき聞いたことをすぐ忘れてしまう，今見たのに，目の前から消えると，もう思い出せない，ということです。ごはんを食べたばかりなのに忘れることを，ご理解いただけると思います。

一方で，「ごはんを食べたい」「ごはんをちょうだい」という発言は，その患者が，生きる意欲・生きる力をもっていることの証でもあります。そのエネルギーを大切にしたいものです。

心構え
1. 食べたことを忘れるのは無理もない
2. 食べたい意欲をもっていることは素晴らしい
3. 本当に食べていないこともある。確認を！

こうやってみたらどうでしょう

1. **食器をしばらく片付けないで，そのままにしておく**

   食べた証拠を残しておくと，納得する場合が多い

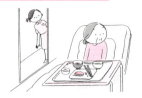

2. **あと，30分で食事です。それまで，テレビを見ましょうか**

   食べていない，という訴えを受け入れ，もうじき食事であるという安心感を与えつつ，気分転換を図る

3. **食事を小分けにして何回も食べるようにする。間食を出す**

   総カロリーを小分けにして，食事回数や間食も含め対応する

やめておきたいこと

1. **さっき食べたばかりじゃないですか**

   本人は食べていないと思い込んでいるので，看護師に対する不信や怒りがわく

メモ

食べる前の嚥下体操

多くの高齢患者に何らかの嚥下機能の衰弱がみられます。食事前に，首や肩，唇や舌などをリズミカルに動かす嚥下体操を習慣化したいものです。嚥下障害予防だけでなく「これが終わったら食事」という生活リズムの確立にもつながります。

入院している認識がない、忘れている

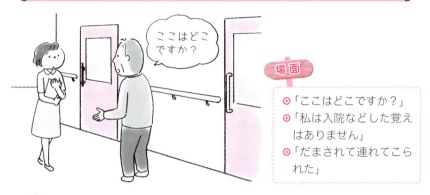

場面
- 「ここはどこですか？」
- 「私は入院などした覚えはありません」
- 「だまされて連れてこられた」

解説　今いつで、ここはどこで、私は何をしている、これが見当識です。私たちは、時間・場所・所属、これら3つの見当識を正しく認識しているから日常生活を送ることができると言えます。

　認知症患者は、この見当識が乱れます。自分が入院していること、何階の何号室なのか、いつまで入院予定なのか等の把握が難しくなります。説明して、一旦は納得する場合もあります。しかし、一晩寝て目覚めると、説明された内容をすっかり忘れて見当識が乱れてしまう、これを繰り返す患者もいます。

　対応は2つ考えられます。1つは、丁寧に説明を繰り返すことです。説明すればその場は納得してくれる患者向きです。ただし、すぐに忘れてしまうことが多いですから、121頁に示すカードを作って、それを見せる方法も有効です。

　2つ目は、とりあえず先送りする方法です。これは、説明しても納得しない、怒り出す患者向きです。「詳細を調べますね」と一旦聞き置き、気分転換や食事・入浴などの活動に導入する方法です。患者をはぐらかしているようで心苦しくなるかもしれませんが、興奮状態を避ける、何とか入院生活を続けるという点では、否定できない方法です。

　納得してもらう必要のある場面ですから、患者の生活歴などを踏まえた言葉遣いや説明が大切で、それが成功の秘訣でもあります。

心構え

1. まずは，発言を受け止める
2. 丁寧な説明が効きそうであれば，説明を繰り返す
3. とりあえず先延ばしして，気分転換を図る

こうやってみたらどうでしょう

1. え？ 入院するって聞いてなかったんですか？
   それはびっくりしましたね。
   ちょっと，お茶でも飲んで落ち着きましょう

   患者の困惑に共感する。その後，気分転換を図る。「この人は味方だ」と思ってもらうことが大切

2. 実は，Aさんは少しの間，検査入院することになっているんですよ。このカードにも書いてある通りです

   丁寧に説明する。カードを示すと，より説得力がある。加えて，それを自分でも読むことで，見当識が強化されることもある

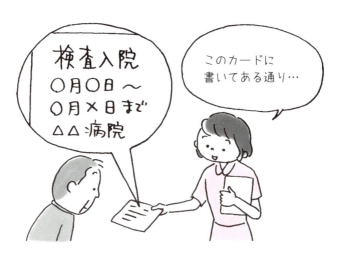

やめておきたいこと

1 「入院しなければならないって，昨日も言いましたよね」

　本人の困惑を受け止めていない。確かに正しいが，患者の心には届かない。訴えが繰り返される

2 「小さな字で，びっしり書かれた通常の説明文を渡す」

　認知機能の低下した患者には理解が難しい

メモ

見当識カードの例

大きな字で重要事項だけをわかりやすく

　Aさん
　ここは△△病院3階10号室
　腸の病気で入院中
　2週間，頑張りましょう

季節・日にち・時間がわからない

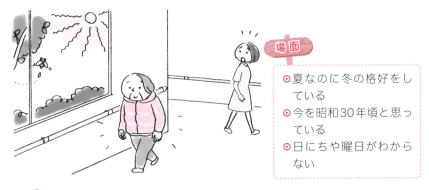

場面
- 夏なのに冬の格好をしている
- 今を昭和30年頃と思っている
- 日にちや曜日がわからない

解説　時間の見当識の障害です。支援のポイントは、時間のずれがどれくらいかによって異なります。

　日にちを少し間違う、曜日がずれる、といった軽度の見当識の低下であれば、リアリティ・オリエンテーション法（RO法）を用いた対応で、そのずれを修正する働きかけを行います。例えば、❶カレンダーを目につくところに置く（できれば日めくり）、❷季節のものを飾る（折り紙で作ったお雛様とか七夕飾りとか）、❸患者の間違いをさりげなく訂正するなどです。軽度であれば、積み重ねによって見当識が修正されることもあります。

　しかし、今を昭和と思っている、季節感が全くない、などの中重度の見当識障害は、正しい情報を提供しても誤りが正されることは少なく、むしろ、混乱してしまう場合があります。「え？　令和なんて知りません。おかしなことを言う人ねえ」「これから学校に行くんだから、変なことを言って邪魔をしないで」など、嫌悪されることもあります。

　そのような時、患者は現実とは別の世界に生きているということですから、無理に見当識を現実に戻すのではなく、その人の世界に入って、付き合って、話をすることが大切です。

心構え

1. 見当識障害が軽度か中重度か見極める
2. 軽度なら修正，中重度ならその人の世界観に合わせる
3. カレンダー，季節の花など，環境整備も大切な見当識強化

こうやってみたらどうでしょう

1 「おはようございます。12月になりました。もう師走，早いですね」

軽度の認知症患者には，折に触れて，年月日，季節を話題にすることで，見当識が修正されたり，積み重ねられたりする

2 学校の会議に出なければ，と主張する患者に対して，「学校の業務が心配ですね。主任でいらっしゃいますものね。どんな生徒さんがいますか？」

中～重度の患者で明らかに現実とは異なる見当識の場合は，その世界に合わせて話をしながら話題を展開する

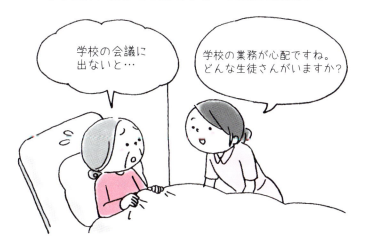

やめておきたいこと

1. 昭和？　今は令和です。そして，ここは△△病院，Aさんは入院してるんです。前にも言いましたよね

    見当識のズレが大きい場合は，一旦，その世界を認めること。即座に正解を言うと，混乱する

2. 今は夏なんですよ。そんな厚着しておかしいですよ

    病室が冷房で冷えていたり，発汗機能が低下していたり，カーテンで外の様子が見えなかったりすることで，今が夏であることが実感できない場合もある。まずは，夏であることを，カレンダーや窓の外などを見てもらい，体感してもらう

メモ

リアリティ・オリエンテーション法（RO法）
　1968年フォルソン（Folsom J）によってはじまりました。今日は何月何日，季節はいつ，ここはどこ，などの時間・場所・所属についての見当識を高めるために行われます。❶クラスルームRO法（少人数の患者がスタッフの進行のもと決められたプログラムにそって現在の基本的情報（名前，場所，時間，日時，人物など）を訓練する），❷24時間RO法（日常生活でのコミュニケーションのなかで，現実認識の機会を提供する）の2種類があります。

悪口を言っている

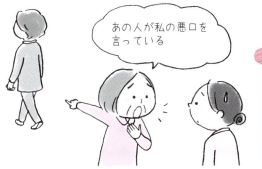

場面
- 「あの人が私の悪口を言っている」
- 「あの2人が私のほうを見て，いじわるを言っている」

解説　私たちも，「あの人たちは，もしかして私の悪口を言っているのではないか？」といった疑念をこれまでに一度は思ったことがあるでしょう。視線が意地悪だった，私が部屋に入ったら急に話をやめた，仕事上で意見の違いがあったなどの状況を思いめぐらし，「私の悪口かもしれない」という結論に至るわけです。

認知症患者の場合，精神症状としての被害妄想（何の根拠もないのに被害的な感情が突如起こる）場合もありますが，次の2つの理由によることが多いです。第1は，難聴と視力の低下です。聴力が低下して人の話し声が聞こえない場合，私たちは視力に頼ろうとします。しかし，その視力も低下して人の表情がはっきり見えない，かつ高齢になると表情筋の活力低下のためどちらかというと無表情あるいは機嫌の悪そうな表情に見えてしまうことが多く，その結果，何か悪いことを言っているのではないか，と疑心暗鬼になる場合があります。

第2は，患者のなかに不安や寂しさが積もると，それが無念さや怒りに変わり，被害的な気持ちになる場合です。例えば，家族が面会に来ない，あるいはちゃんと来ているのに忘れている患者は，見捨てられたような気持になり，「私のことなど忘れてしまったんだ」「どうせ家で私の悪口を言っているだろう」「そう言えば，あそこにいるお婆さんたちも私を見てヒソヒソ言っている」といった悪循環のプロセスです。

心構え

1. 「そんなことありませんよ」と即座に否定しない
2. 根底に寂しさがあるのではないかと，考えてみる
3. 耳や目から，正しい情報を入れる

こうやってみたらどうでしょう

1. あら，悪口を言われてるような気がするんですか？ どんなこと？

   即座に否定しない。内容を聞いてみると，その患者の寂しさや不安などを話すことがあり，これからの対応の糸口が見つかる

2. それは気分悪いですね。これから，歌の集まりです。まず，お茶でも飲んでから，出かけましょう

   受け止めたうえで，お茶で一服し，気分転換を図る

3. 補聴器やメガネを使ったり，文字で書いて示したりすると，刺激が適切に届き，被害妄想が少なくなる

急に刺激が入りすぎると混乱することもあるので注意

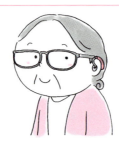

やめておきたいこと

1 悪口を言うはずないじゃないですか

正しいことではあっても，患者の気持ちを受け止めていないので，「この看護師も私のことを悪く言ってるかもしれない」と，疑心暗鬼がさらに進む

2 人を疑ったらだめですよ

患者の言い分に耳を傾ける前に，患者を否定したり，指示したりすると，患者はより心を閉ざす

メモ

難聴は認知機能低下やうつ状態を引き起こす
　難聴のある高齢者は，難聴のない高齢者に比べ，認知機能が低下しやすいこと，うつ状態になりやすいことが明らかになっています。補聴器を持っている場合は，調整したうえで，ぜひ使いましょう。また，文字や絵などを使って少しでも人との交流の機会をつくりましょう。

盗まれた

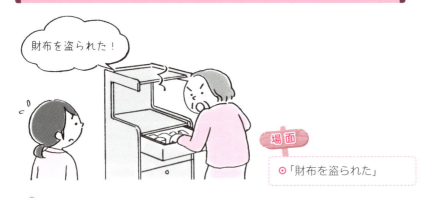

場面
- 「財布を盗られた」

解説 「お金・通帳と印鑑・年金手帳」，これらは，アルツハイマー型認知症患者が「盗られた」と訴えるベスト3で，すべてお金に関係しています。生きていくためにお金は不可欠です。加えて，高齢者の多くは，若い頃，戦後の経済的困窮を余儀なくされ，お金の大切さとありがたさを，身をもって知っている世代と言えるでしょう。

私たちも，時に財布や鍵をどこに置いたか忘れ，慌てて探すことがあります。そういうことが起こるのは，やらねばならぬことがたくさんあり，急いでいたなどの時です。つまり，短時間で複数のことに注意を分散して物事を処理せねばならない時，脳がバグを起こしてしまうのです。ただ，私たちは，落ち着いてこれまでの動線や立ち寄った場所での行動を思い出したりしながら，失くし物を発見することができます。

認知症患者が，盗まれたと思い込む現象は，記憶障害が大きく絡んでいます。自分の行動を思い起こしてイメージする時，私たちの脳では，楔前部という部位が活性化しています。アルツハイマー型認知症患者の一部では，この部位の機能低下が明らかになっています。つまり，自分が財布をどこに置いたかなどの行動のイメージが脳のなかに全くないのです。財布が忽然と消えた感じでしょう。財布が消えたことに自分は全く責任がないという認識ですから，必然的に，誰かが盗ったという結論になるのです。自分は被害者という患者の意識に沿った対応が必要です。

2. 行動・心理症状

心構え
1. 盗難被害者が助けを求めてきたと認識しよう
2. 財布が発見できたらともに喜ぼう
3. 病院にない場合は，家族が預かっている旨を繰り返し説明しよう

こうやってみたらどうでしょう

1　財布がない？　それは一大事。一緒に探しましょう

盗難にあって困っている人，という認識で共感し，ともに行動する態度が大切

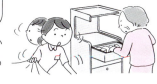

Point
長時間探さなくてよい。短時間でも一緒に探す姿勢が大事

2　ここにありましたね。よかった

いつもの定位置にあったとしても，発見できてよかった，というスタンスで

やめておきたいこと

1　家族が持っていると言ったでしょう。財布は持ち込み禁止なんです

事実だが，盗難被害者と思っている患者からすれば，納得がいかない。「そんなはずはない」とさらに事態が悪化し，犯人の一味ではないかと看護師を疑うことにもつながる

文献
1) 池田学：アルツハイマー病の物盗られ妄想について，老年期痴呆研究会誌，15：99-105, 2010.

メガネがない，コップがない

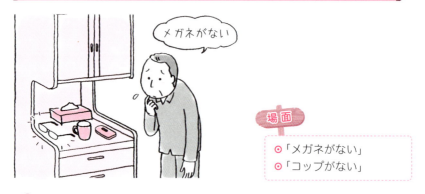

場面
- ◉「メガネがない」
- ◉「コップがない」

解説 メガネやコップなど，入院生活に必要な生活の小物が見つからないという患者も多いものです。これは，記憶力の低下と視空間認知の低下が大きく影響しています。

視空間認知能力の検査の1つに「錯綜図」(132頁)があります。これは，鉛筆，コップ，鍵などのわかりやすい線画が，一部重ねられて描かれた図版を見せ，何があるか答えてもらうものです。私たちは，図形が重なっていたとしても，鉛筆，コップなどの形を捉え，すぐに答えることができます。しかし，認知症の患者は，図形が重なると鉛筆やコップといった形を認識することが難しくなってしまうのです。このことは，自分の周りの物を見ても，即座に判別できないということを意味します。

パッと見れば一目瞭然のような場面でも，「メガネがない」と探すことになります。物がいくつか置いてあるなかから何かを見つけるのが難しいわけですから，物を少なくすることが重要です。ベッドサイドテーブルなど患者の周りは常に整理整頓し，必要なものだけ最低限置くことによって，失くし物，探し物を予防できます。

また，目立つ色の箱(赤・青・緑などの原色)に必要なものを入れて置いておくというのも有効な方法です。ティッシュペーパーやタオルなどがなくなったと言う患者も多いです。あらかじめ代替物を用意しておいて，サッと渡す，という方法もあります。

心構え
1. 目の前にあっても気づかないことがある
2. 整理整頓で予防
3. 代替物をあらかじめ用意

▶こうやってみたらどうでしょう

1 「メガネとハンカチは，この真っ赤な箱に入れておきますね」

ティッシュペーパーの空き箱などに，原色の色紙などを貼って「○○さんの大切な物入れ」を作る。本人の好きな色だと，より効果的

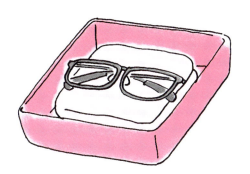

2 「ティッシュペーパー？ はいはい，これを使ってください」

可能であれば，あらかじめ代替物を用意しておく

やめておきたいこと

1 メガネがない？ またですか？ 片付けておかないからですよ

前にもメガネがなくなったことを忘れているので，「またですか？」と言われると憤慨する

2 ベッドサイドに物が雑然と置かれている

物が雑然と置いてあるなかから探すのが難しいので，整理整頓を心がける

メモ

視空間認知能力検査（錯綜図）
何がありますか？

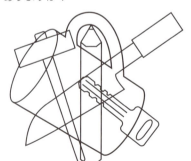

答え
- コップ
- かなづち
- 包丁
- 鍵
- 鉛筆

患者は，重なった図が見分けられなかったり，「四角」「三角」など一部分にしか目が向かなかったりする

人物誤認

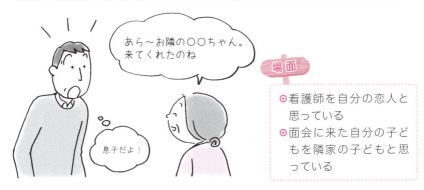

場面
- 看護師を自分の恋人と思っている
- 面会に来た自分の子どもを隣家の子どもと思っている

解説 「場面」にある2つは，患者が実際の間柄とは異なる認識をもっている点では同じですが，対応は大きく違います。

看護師に対する誤認は，患者が看護師を信頼し，良い人だと好意をもっていることのあらわれとも言えます。ただ，あくまでも仕事で対応しているわけですから，明確に示すことが，望ましい対応です。患者の見当識が低下している場合は，現在の見当識の確認と，自分は担当看護師であることをきちんと伝えます。自分を30代，40代であると思っているような患者には，整容の時などに鏡を見ながら，年齢について話題にして見当識を修正するのも良いでしょう。

自分の子どもを隣家の子どもと認識している場合は，患者への対応よりも，子どもへの対応が優先されます。親が自分のことをわからなくなっているという事実は，子どもにとって大きな衝撃です。「これまでともに過ごしてきた日々を忘れたのか」「隣の子って，私はその程度の存在なのか」と行き場のない喪失感にさいなまれることもあります。

家族への病態説明と，決してすべての思い出がなくなったわけではないことを伝えましょう。思い出させるために，即座に家族の写真を持ってくる家族もいます。写真を見て思い出す場合と，そうでない場合があります。思い出さなければ，家族の悲嘆はさらに深くなりますから，あまり慌てず，しばらく様子を見ることをすすめましょう。

心構え
1. 看護師に対する誤認は，直接・間接に修正を
2. 家族に対する誤認は，家族の心情への対応を

こうやってみたらどうでしょう

1　ここは〇〇病院です。Aさんは入院していて，私は担当看護師です

笑顔で，きっぱりと見当識を修正

2　隣の家の子？　→　息子の〇〇さんだと思いますけど　→　しばらく会わなかったから，見違えるほど立派になったってことですね

息子であることを，一度は確認する。そこで患者の誤認が修正されればOK。ダメな場合は，その場を収め，後で家族に対応する

Point
家族は自分のことがわからなくなっていることにショックを受ける。その場が重く深刻になることを防ごう

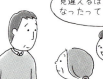

やめておきたいこと

1　何言ってるんですか，息子さんですよ。忘れたんですか？

詰問すると，本人も当惑したり怒りがちであるし，家族も必要以上に事態の重大さを悲観してしまうことにつながる

リハビリや検査を「聞いていない」と言う

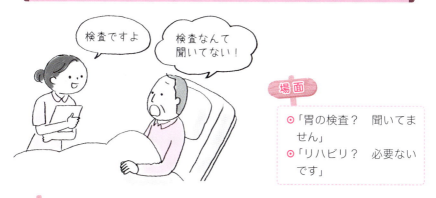

場面

- 「胃の検査？　聞いてません」
- 「リハビリ？　必要ないです」

解説　こちらが説明し，患者も「はい，わかりました」と了解したはずなのに，しばらく時間がたつと，「聞いていませんっ！」と断言する患者は多いものです。記憶力の低下が原因です。私たちも，物忘れはあります。買おうと思っていた物の1つを忘れて帰ってきてしまうなど。しかし，私たちは，帰宅してから「しまった，卵を買うのを忘れた」など，あるきっかけで，そのことを自ら思い出すものです。

認知症患者の物忘れは，出来事の全体を忘れてしまう場合が多いのです。ですから，「昨日，私が説明して，『はいわかりました』とおっしゃいましたよね」と言っても，「あなたに会ったことはない」と，出来事そのものを否定されてしまいます。

対応のポイントは3つです。第1は，約束事は文字で書いておくこと。最重度でない限り，多くの認知症患者は字が読めます（特にひらがな）。大きく書いて，貼っておきましょう。第2は，繰り返し示す・言う。記憶力が低下すると，覚えたことを頭に留めて置く時間（把持時間）が短くなります。時々，声をかけたり，予定を書いた紙を見せると，記憶が更新されます。第3は，検査やリハビリで心地良い思いをしてもらう。記憶力の低下した人は，出来事自体は忘れても，その時の感情は残っています。嫌な思いをすると，それが残り，「何だかわからないけど，嫌な感じがする」と，次の検査やリハビリを拒否することもあります。

心構え
1. こちらが伝えたことは覚えていないことが多い、と割り切る
2. 文字を書いて貼る、何回か伝えて記憶を更新する
3. 心地良い体験を心がける

こうやってみたらどうでしょう

1　明日、検査ですね。ここに、貼っておきますね

　　患者が見えるサイズの文字で、ふりがなをつけて

　　翌日……

2　今日の午後、検査ですよ。ここに貼ってある通り、午後になったら迎えに来ますね

　　何回か言って、記憶を更新する

　　検査室で……

3　ちょっと痛かったですね……、大丈夫ですか　　すぐ痛みは引きますからね　　頑張りましたね

痛みや不快感のまま検査室を出ると、その負の感情が残る。ちょっとした声かけで、患者の気持ちが和む

Point
事の終わりをポジティブな気持ちで締めよう！

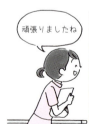
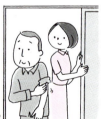

やめておきたいこと

1 昨日言ったはずです。行きますよ

全く覚えていないので，騙されているのではないか，何か悪いことをされるのではないかと，看護師に不信感が募る

2 小さな字で，びっしり書かれた通常の説明文を渡す

高齢者は視覚機能が低下していることが多く，小さな字が見えにくい。また，認知機能の低下した患者には理解が難しい

3 特定の障害がある場合

難聴がある

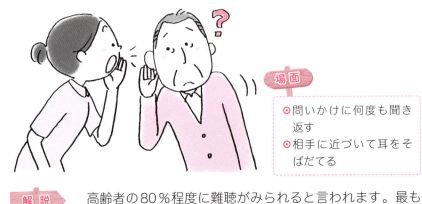

場面
- 問いかけに何度も聞き返す
- 相手に近づいて耳をそばだてる

解説 高齢者の80％程度に難聴がみられると言われます。最も多い難聴は加齢性難聴と呼ばれるもので，次のような特徴があります。❶音がゆがんだり反響したり混ざったりして聞こえる，❷高い音が聞こえにくくなる，❸両方の耳が同じ程度に悪くなる，❹どちらの方向から音や人の声が聞こえてくるのかわからなくなる，の４つです。音が聞こえないということは，人の声が聞こえないだけではなく，歩く音，ドアが開く音，笑い声，風の音，風鈴の音，虫の鳴き声など，生活のあらゆるものが聞こえないことを意味します。自分が動く音や食べ物をかむ音も聞こえないため，自己存在の感覚も不安定になります。孤独感や喪失感は相当なものです。難聴により認知機能が低下する，抑うつ状態を引き起こすという研究報告もあり，適切なサポートが必要です。

心構え

1. 補聴器を持っているかどうか，まず確認
2. 周囲の生活雑音を減らす
3. 正面から話しかける
4. 復唱してもらって確認する

こうやってみたらどうでしょう

1 補聴器を持っている場合は使ってみる

補聴器をつけることで聞き取りが多少良くなる。必ず補聴器専門の人に調整してもらってから使う。合っていないと，かえって耳を傷めてしまうこともある

2 テレビの音など，周囲の音を小さくする

私たちには気にならないこれらの音も，難聴のある人にとっては会話を大きく妨げる。不要な音はできる限り消す

3 相手の正面に回って，はっきり口を開けて話す

加齢性難聴は両方の耳が同じくらい聴こえないことが多いので，正面から口元を見せて話すと効果的。口の形を見ることで，聞き取りを補うことができる。文字に書いて見せることも有効な方法。大事なキーワードを選んで，短く書いて伝える

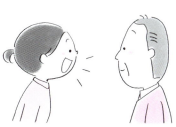

4 私の言ったことを繰り返してみてください

患者が復唱できたら，きちんと聞こえている証拠。文字を示した場合でも，「読んでみて」と促すと，相手が理解できたかどうかがわかる

やめておきたいこと

1 耳元で大きな声で伝える

患者の耳には大きな負担。難聴が悪化する場合もある

2 後ろや横から,身体に触れる

難聴の患者は,人が近づいてくる気配を聞き取ることができない。優しくタッチしたとしても,突然,触られたことになる。前方に回って,視界に入ってから触れる

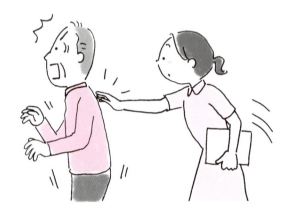

文献
1) 飯干紀代子,大森史隆,東慎也・他:アルツハイマー病患者のコミュニケーション障害への対応―聴覚障害に対する口形提示の効果.老年精神医学雑誌,22(10):1166-1173,2011.
2) 飯干紀代子,吉畑博代編著:高齢者の言語聴覚障害.建帛社,2015.

失語症がある

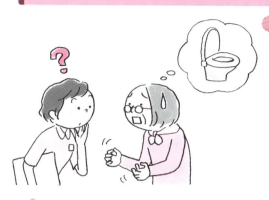

場面
- こちらの言っていることが理解できていない
- 言いたいことが言葉にできず，もどかしそう
- 思っていることと違う言葉が出てしまう
- 文字が読めない・書けない

解説　失語症とは，大脳の言語に関わる部位（言語野）が，脳梗塞や脳出血などによって損傷を受けることで起こる言葉の障害です。失語症というと，多くの人は「話せなくなる障害」をイメージするかもしれませんが，単に「話すこと（発話）」ができなくなるだけではありません。言語には，「人の言うことを聞いて理解する（聴覚的理解）」「書かれたものを読んで理解する（視覚的理解）」「話す（発話）」「字を書く（書字）」といった4つの機能があります。失語症は，そのすべてに何らかの低下がみられます。代表的な失語症として，ブローカ失語，ウェルニッケ失語，健忘失語，全失語などがあり，それぞれに特徴的な症状があります。また，前頭側頭型認知症の一種に語義失語（意味性認知症）というタイプがあり，歯ブラシやハサミといった日常でよく使う物の意味がわからなくなり，生活に大きな支障が生じます。

心構え
1. 短い文で，ゆっくりと，明瞭に
2. クローズドクエスチョンで質問
3. 絵・ジェスチャーなどを活用

こうやってみたらどうでしょう

1 「リハビリ」「頑張ろう」「昨日行かなかったからね」と，短い文に分ける

1つのことが理解できたか確かめてから，次の言葉を言う

2 「痛い？」「寒い？」「かゆい？」といったクローズドクエスチョンで聞く

「うん」「いや」と答えたり，頷いたり首を横に振ったりすることで返答できる

3 コミュニケーションノートを作る

食べ物，飲み物，風呂やトイレなど，患者の生活に必要な場面の写真やイラストをノートに貼って，患者に指さしてもらう。家族と相談しながら作ると，より実用的

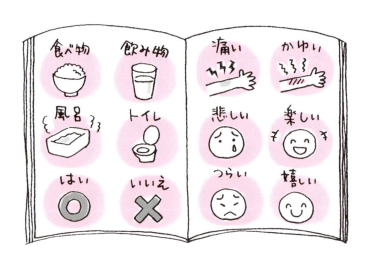

やめておきたいこと

1 「痛いの？　かゆいの？　気持ち悪いの？」と矢継ぎ早に聞く

　　患者は理解が追いつかない

2 患者の言っていることがわからないのに，わかったふりをする

　　患者は，コミュニケーションをあきらめてしまう

3 ひらがなの50音表を見せる

　　失語症の人は，脳の中のひらがなの50音体系が崩れている。50音表を見せても指さすことはできない

このように失語症の人の脳の中の50音表は欠けたり汚れたりしている

文献
1) 石川裕治編著：言語聴覚療法シリーズ4　改訂　失語症．建帛社，2011．
2) 藤田郁代，立石雅子編：標準言語聴覚障害学　失語症学　第2版．医学書院，2015．

構音障害がある

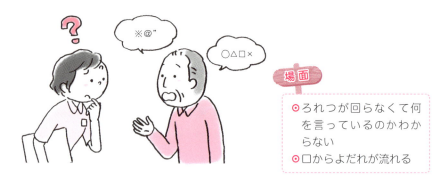

場面
- ろれつが回らなくて何を言っているのかわからない
- 口からよだれが流れる

解説 構音障害とは，唇，舌，顎，軟口蓋など，私たちが声を出したり言葉を発音したりする時に使う器官（発声発語器官）に，何らかの異常があり，うまく発音できない状態をいいます。聞き取りにくく不自然な発音，ろれつが回らないしゃべり方，と言ってもよいでしょう。高齢者に多いのは，脳卒中やパーキンソン病などで発声発語器官の動きをコントロールすることができず，思い通りに舌や口を動かせないタイプです。運動障害性構音障害，麻痺性構音障害などと呼ばれます。発声の調整も難しくなるため，息もれのある声（気息性），がらがら声（粗ぞう性），弱々しい声（無力性），力の入った声（努力性）鼻にかかった声（開鼻性）といった声になることもあります。なお，声を出すための筋肉と，食べ物や飲み物を飲み込むために使われる筋肉はほぼ同じですから，構音障害のある人は，食べ物や飲み物を飲み込むことが難しくなる嚥下障害を合併することも多いです。

心構え
1. 姿勢を安定させることが大事
2. 短く，ゆっくり話すと発音しやすい
3. もう一回言ってもらう
4. 字で書いてもらう
5. 嚥下障害が重くない場合は，唾液を飲み込んでもらう

こうやってみたらどうでしょう

1 姿勢を正し，お腹から空気をゆっくり出せるようにする

思った以上に，声が大きくなる。「大きい声が出た」と告げて，本人にも気づいてもらう

2 文ではなく，単語を言ってもらう

キーワードを言ってもらうことで，ポイントがつかめる

3 わからない時は，聞き取れた部分をこちらが繰り返して言う

患者は，それを受けて言い足してくれるので，互いの理解が進む

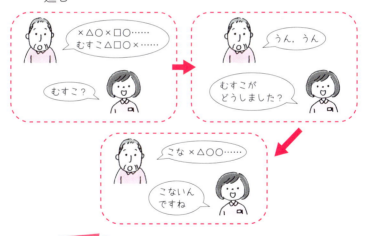

> **Point**
> 「もう1回言って」と言うと全部を繰り返すので解決にならない

4 ペンと紙を渡す

文字が書ける人の場合は有効。文ではなく単語を書いてもらう

やめておきたいこと

1 患者が文を話した時に,こちらも文で聞き返す

患者がどんなに長い文を話したとしても,こちらは単語で返す。こちらが長い文で返すと患者も長い文で返そうとするので,どんどんわからなくなる。時間もかかる

2 唾液を飲み込む能力があるのに,口の周りのよだれを常に拭いてあげる

時おり拭くのはよいが,汚れるたびに拭くのではなく,「飲み込んでみましょう」と促す

文献
1) 平野哲雄, 長谷川賢一, 立石恒雄・他編：言語聴覚療法 臨床マニュアル 改訂第3版. 協同医書出版社, 2014.
2) 広瀬肇, 柴田貞雄, 白坂康俊：言語聴覚士のための運動障害性構音障害. 医歯薬出版, 2001.
3) 飯干紀代子：今日から実践 認知症の人とのコミュニケーション. 中央法規出版, 2011.

第5章

看護師自身の
ストレスマネジメント

―― 認知症の人とのよりよい
コミュニケーションのために

1 看護師のストレスとバーンアウト

看護師とストレス

　日本人の3～5人に1人は，一生のうちに，うつ病・うつ状態，神経症，アルコールや薬物による障害の，どれかを経験すると言われます。心の調子を崩すことは，誰にでも起こりうると言えるでしょう。

　なかでも，特に，看護職はハイリスクグループと位置づけられています。厚生労働省の2017年の報告によると，看護職を含む医療業は，精神障害の労災請求件数が，第2位という結果です(1位は社会福祉・介護事業)。

　看護師は，量的労働負荷(仕事量)や労働負荷の変動(仕事量の変動)が大きい職種です。加えて，他の専門技術職や事務職に比べて，自分の裁量で仕事をコントロールしにくいという側面があります。「仕事量が多く，仕事のコントロールが低い組み合わせの場合，ストレスが高まり疾患発生の危険性が高くなる」[1]とされていますから，看護師という仕事は，そもそも，高ストレスの条件を生み出しやすいと言えるでしょう。

　仕事の内容にも特徴があります。人命に関わるという緊張感，チーム医療での人間関係，交代制勤務で生活が不規則，患者・家族からの無理な要求の増加など，より良い医療・看護を行おうとすればするほど，自分にかかってくる負荷は大きくなることがうかがえます。

コミュニケーションとストレスとの関係

　認知症患者と関わることは，そもそも通常業務でストレスがかかって

いる状況に，さらに大きな負荷を加える要素をはらんでいます。例えば，こちらの言ったことがわかってもらえない，何度も同じことを言わなくてはならない，時にはひっかかれたり，悪態をつかれたりするなど，認知症の患者とコミュニケーションをとること自体がストレスであると感じることもあるでしょう。

ストレスがかかったままだと，ちょっとしたことでイライラしたり，表情が険しくなったりします。認知症患者は，その雰囲気を感じますから，より場が険悪になりがちです。その結果，看護師のストレスがさらに高まるという悪循環に陥ってしまいます。ストレス対策をすることは，お互いによりよいコミュニケーションをとる基盤でもあるのです。

自分の心の状態が，いつも好調とは限りません。好調と不調の間を行ったり来たりするのが一般的な姿です。図5-1 に示すように，その揺れ幅を一定のゾーンの中に収めることが大切です。絶不調に陥らないよう，ある程度のところで上向きにする努力が欠かせないと言えましょう。

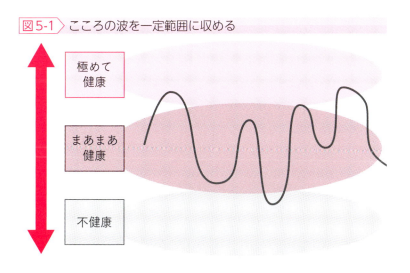

図5-1 こころの波を一定範囲に収める

ストレスを知ろう

1 ストレスとは

　ストレスとは，本来，物理学の用語で，「圧迫，圧力，歪み」という意味です。生体は通常であれば何らかの有害な刺激を受けたとしても，恒常性（ホメオスタシス）を維持することができます。しかし，それが，一定の閾値を超えると，何らかの心身の症状が起こります。

　ゴム風船のモデルで考えてみましょう（図5-2）。私たち（ゴム風船）に，外から何らかのストレス刺激（ストレッサー）が加わると，風船は歪みます。通常であれば，ホメオスタシスの働きで，その歪みを戻すことができます。しかし，ストレッサーが非常に強かったり，鋭かったり，長時間にわたったりすると，ホメオスタシスの力が及ばず風船ははじけてしまいます。

2 ストレッサーとは

　ストレッサーには，表5-1に示す通り，4つの種類があります。寒冷

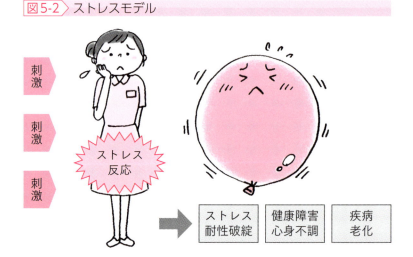

図5-2　ストレスモデル

や騒音といった物理的ストレッサー，たばこや薬物といった化学的ストレッサー，細菌や花粉といった生物学的ストレッサー，人間関係や身近な人の死といった心理社会的ストレッサーです。私たちは，ストレスと聞くと，人間関係がうまくいかないなどの心理的なものを思い浮かべがちですが，ストレッサーはそれだけではないということに，まず留意する必要があります。騒音や花粉など，心理的なもの以外のストレッサーによって，いつの間にか心身が弱っていることもあるのです。人間関係はただちに解決できないことが多いものですが，それ以外の3つのストレッサーを減らすことで，総体的なストレス軽減ができる可能性があります。

3 ストレス反応とは

ストレスによる反応は，心理面，身体面，行動面の3つに分けることができます（表5-2）。心理面でのストレス反応には，不安や抑うつ（気分の落ち込み，興味・関心の低下），イライラ，意欲の低下，集中力の低下などがあります。身体面でのストレス反応には，入眠障害（寝つきが悪い）や中途覚醒（夜中に目が覚める）などの不眠，易疲労感，頭痛や肩こり，腰痛，目の疲れ，めまいや動悸，腹痛，食欲低下，便秘や下痢などさまざまな症状があります。また，行動面でのストレス反応には，飲

表5-1 ストレッサーの種類と内容

ストレッサーの種類	具体的内容
物理的ストレッサー	騒音，振動，採光，温度，湿度など
化学的ストレッサー	光化学スモッグ，ダイオキシン，悪臭など
生物学的ストレッサー	睡眠不足，疲労，食欲不振，身体疾患など
心理社会的ストレッサー	価値観の違い，付き合いの気まずさ，相性の悪さ，上下関係など（家族関係，地域社会，職場環境による日々のストレス）

表5-2 ストレス反応の種類

ストレス反応の種類	具体的内容
心理面の反応	感情：不安，イライラ，恐怖，落ち込み，緊張，怒り，罪悪感，感情鈍麻，孤独感，疎外感，無気力など 知的機能：集中困難，思考力低下，短期記憶の低下，判断・決断力低下など
身体面の反応 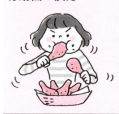	動悸，異常な発熱，頭痛，肩こり，腰痛，目の疲れ，腹痛，疲労感，食欲低下，嘔吐，便秘や下痢，のぼせ，めまい，しびれ，睡眠障害（入眠障害や中途覚醒），悪寒による震えなど
行動面の反応	個人：飲酒量や喫煙量の増加，ギャンブルなどへの依存，食欲亢進（やけ喰い），ひきこもり，チック，吃音，欠勤や遅刻の増加，仕事でのミスやヒヤリハットの増加 対他者：怒りの爆発，けんかなどの攻撃的行動，過激な行動，号泣する，幼児返り，ストレス場面からの回避行動など

酒量や喫煙量の増加，ギャンブルなどへの依存，食欲亢進（やけ喰い），ひきこもり，欠勤や遅刻の増加，仕事でのミスやヒヤリハットの増加などがあります。

　ストレス反応としてあらわれるこれらの症状には個人差があります。同じ状況にあっても，すべての人が同じ症状や反応を示すわけではありません。自分は，どのような状況で，どのような形でストレス反応があらわれやすいのかを，自ら知っておくことは大切です。

バーンアウトを知ろう

1 バーンアウトとは

　バーンアウトとは「燃え尽き症候群」とも呼ばれるもので，今まで意欲や熱意をもって働いていた人が，まるで燃え尽きたように意欲を失って無気力になることです。ストレスがどんどん蓄積して，あるラインを超えてしまった状態とも言えるでしょう。バーンアウトはサービスを提供する職種に従事している人々がなりやすいといわれており，看護師は仕事の性質上，バーンアウトになりやすい要素を備えています。バーンアウトの症状は，表5-3に示すように，情緒的な消耗感，脱人格化，達成感の低下の3つです。

2 情緒的な消耗感

　情緒的な消耗感は，バーンアウトの主症状です。多くの場合，「業務

表5-3　バーンアウトの症状

情緒的な消耗感	・仕事を通じて，情緒的に出し尽くし，消耗しきってしまった状態 ・情緒的枯渇 ・喜怒哀楽が湧いてこない	笑えない，泣けない
脱人格化	・患者に対する無情で，非人間的な対応 ・患者それぞれの人格を無視した思いやりのない紋切り型の対応 ・患者が理解できないような難解な専門用語を振りかざす行為	冷たい，暴言
達成感の低下	・成果が急激に落ち込み，それに伴って有能感や達成感が低下 ・自尊感情や自己肯定感の低下 ・何をやっても満足感や喜びがわかない	感動しない，自信がない

の多忙さ」が根底にあります。人間関係の悩みも情緒的な消耗を加速させます。看護師は，多職種との関係，患者や家族との関係など，多くの関係性のなかで仕事をします。同職種である看護師同士の関係もあります。これらの人間関係では，些細なことから深刻なことまで，日々さまざまな悩みや葛藤が起こることでしょう。それが複合的に重なって，情緒的な余裕が枯渇してしまうと考えられています。

3 脱人格化

脱人格化とは，患者やその家族，あるいは同僚などに対して非人間的な対応をしたり，無関心や思いやりに欠けた言動があらわれたりすることです。具体的には，他者に対する冷淡な態度，露骨なほどイライラした態度，他者への攻撃的な言動，他者への無関心などです。これまでの熱心に仕事に取り組み，患者にも温かい対応をしてきた人が，突然ガラッと変わってしまう点がポイントです。理想に近づけるように頑張って努力してきた人が，もう限界だと真逆の態度を取るようになった時，バーンアウトが疑われます。

4 達成感の低下

達成感の低下とは，仕事をやっていても満足感がなく，何をやってもうまくできていると思えない状態です。仕事に対するモチベーションが著しく低下し，仕事などしたくないと投げやりになったり，こんなに能力のない自分は仕事を続ける価値がないと思い込んでしまったりする場合もあります。

この状態が継続すると，今までできていた単純なことをミスしてしまうなど，ルーチンの業務に支障をきたすことが多くみられます。そのことがさらなる達成感の低下や自己嫌悪感を生み出し，また些細なことでミスをする，という悪循環のスパイラルに陥ってしまうのです。

バーンアウトの特徴的な構造であるこれら3つの状態は，少しずつ進行することもあれば，短期間で悪化してしまうこともあります。

2 ストレスの対応法

● ストレスを軽くする

　アルビー (Albee G) による，問題発生率の方程式があります（図5-3）。自分にふりかかってくるストレスを完全に予防したりコントロールしたりすることはできません。しかし，ストレス対処の仕方，周囲からの支援，自尊感情といった「分母」を大きくしておけば，たとえ大きいストレスがかかったとしても，心身の健康を損ねる率は低く抑えられます。心と身体の土台をつくりましょう。ストレスは工夫次第で軽くできるのです。ポイントは，❶ストレスに気づく，❷気づいたら対応する，の2つです。

1 ストレスに気づく

　自分のストレスの状況を自分で知ることが大事です。自覚がないのに対応することはできません。次に示すようなチェックリストを使って，今の自分の状況をチェックしてみましょう。

図5-3 問題発生率の公式

$$問題発生率 = \frac{ストレス + 脆弱性}{コーピングスキル + 自尊心 + ソーシャルサポート}$$

> **Point**
> 分母を増やし，分子を減らせば，問題を防げる

ストレスチェックリスト

表5-4は，どれくらいのストレス状態であるかを調べるチェックリストです。ここ１か月の様子を，あまり深く考え込まず，当てはまると思ったら印をつけましょう。印がついた数を合計し，基準値と比べてみましょう（０－５個：正常，６－10個：軽度ストレス，11－20個：中等度ストレス，21個以上：強度ストレス）。解釈するときのポイントは２つです。

第１は，この結果は，ここ１か月の状態であるということです。つまり，もし，高ストレスという結果が出たとしても，明日になれば何らかの展開があって事態が変わるかもしれないということです。必要以上に悲観しないことです。

第２は，合計得点だけでなく，各項目に目を向けることです。ストレスによる反応には，心・身体・行動の３つがあると先に述べました。今の自分は，どこにストレスがあらわれているのかを知ることで，どう対応すべきかのヒントになります。

なお，労働安全衛生法の一部が改正され，2015年より100名以上の従業員がいる事業場では，ストレスチェック制度がはじまりました。職場における心理的負担の原因に関する項目，心身の自覚症状，他の労働者からの支援に関する項目から構成されています。自分の職場で実施されている場合は，自分を知る手立ての１つとして，ぜひ受けましょう。

ストレス耐性チェックリスト

ストレスの感じ方には個人差があります。ストレスにどれくらい耐性があるかをチェックするリストです。表5-5を読んで，「めったにない」から「いつもそうである」のうち，当てはまるところに丸をつけましょう。その合計得点を出して，基準値と比べてください（75点以上：強靭，50－74点：ストレス耐性高，40－49点：ストレス耐性中，20－39点：ストレス耐性低）。

ストレス耐性チェックは，得点が高いから良い，得点が低いから悪いと決めつけるものではありません。何かが起こった時，その人がどうい

2. ストレスの対応法

表5-4 ストレスチェックリスト(SCL)

最近1か月から2か月の自分を振り返って適当と思われるところに✓をつけてください。

チェック		項目
☐	1	よく風邪をひくし，風邪が治りにくい。
☐	2	手足が冷たいことが多い。
☐	3	手のひらや，脇に汗をかくことが多い。
☐	4	急に息苦しくなることがある。
☐	5	動悸がすることがある。
☐	6	胸が痛くなることがある。
☐	7	頭がスッキリしない(頭が重い)。
☐	8	眼がよく疲れる。
☐	9	鼻づまりすることがある。
☐	10	めまいを感じることがある。
☐	11	立ちくらみしそうになる。
☐	12	耳鳴りがすることがある。
☐	13	口の中があれたり，ただれたりすることがある。
☐	14	のどが痛くなることが多い。
☐	15	舌が白くなっていることがある。
☐	16	好きなものでもあまり食べる気がしない。
☐	17	いつも食べ物が胃にもたれるような気がする。
☐	18	腹がはったり，痛んだり，下痢や便秘をすることがよくある。
☐	19	肩がこりやすい。
☐	20	背中や腰が痛くなることがよくある。
☐	21	なかなか疲れがとれない。
☐	22	このごろ体重が減った。
☐	23	何かするとすぐ疲れる。
☐	24	朝，気持ちよく起きれないことがよくある。
☐	25	仕事(主婦業，勉強)をやる気が起こらない。
☐	26	寝つきが悪い。
☐	27	夢をみることが多い。
☐	28	深夜に目が覚めた後，なかなか寝つけない。
☐	29	人と会うのがおっくうになってきた。
☐	30	ちょっとしたことでも腹がたったり，イライラしそうになることが多い。

✓の数　　　　個

表5-5 ストレス耐性チェック

	めったにない	時々ある	結構ある	いつもそうである
冷静な判断をする	1	2	3	4
明朗である	1	2	3	4
表現するのが好きである	1	2	3	4
楽しい	1	2	3	4
人の顔色が気になる	4	3	2	1
前向き	1	2	3	4
うらやましがる	4	3	2	1
動くことが好き	1	2	3	4
人をとがめる	4	3	2	1
人の長所をみる	1	2	3	4
融通がきく	1	2	3	4
手紙の返事をすぐ書く	1	2	3	4
のんき	1	2	3	4
事実を確かめる	1	2	3	4
配慮する	1	2	3	4
感謝できる	1	2	3	4
友人が多い	1	2	3	4
家庭内不和	4	3	2	1
仕事が遅い	4	3	2	1
趣味がある	1	2	3	4

合計　　点

う感じ方をするのか，その傾向を知るためのものです。得点が低くてストレスを感じやすいタイプに分類された人は，一方では，感受性が豊かで人の心に敏感に反応する良いケアができる資質をもっているとも言えます。このチェック表を，ストレスが生じそうな場面で，どのように感じ，どのように行動しているか，自分自身を振り返って再確認する機会として使いましょう。

2 ストレスに気づいたら対応する

リラックスする

◆寝る前,起きた時に布団でできるリラクゼーション

　寝る前に行うと,全身の緊張が解放され睡眠の質が向上し,起きた時に行うと,全身の血流を良くし,ぎっくり腰などの予防に役立ちます。

両膝かかえ

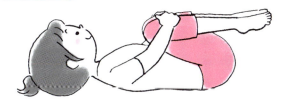

- 仰向けになり,両膝を抱え,背中を丸める(膝痛のある場合は,ひざの裏で手を組む)
- 頭と肩甲骨を床につけたまま,息を吐きながら,腰を横へユラユラと動かす。腰椎と腰椎の間を心地良く広げるイメージで左右に揺れる

片膝かかえ

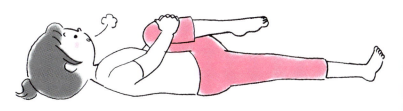

- 片方の膝を両手で抱え,胸に引き寄せる
- 反対側の膝は床から浮かないようにし,踵を蹴り出すようにして膝裏を伸ばす
- 息を吸ってフーッと吐きながら,膝をお腹へ引き寄せる
- 反対側の足も,同様に行う

> **全身の筋肉**

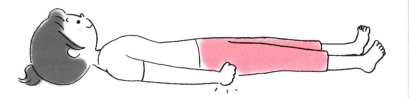

- 仰向けになって全身の力を抜く
- 足を伸ばして，手を両脇に置く
- 目を閉じ，両手の親指を中に入れてギューッとこぶしを握り，こぶしが震えるまで身体を緊張させる。全身が１本の棒になるようなイメージ（高血圧，心臓病のある場合は，ゆるめにする）
- ぱっと手を開いて力を抜き，だらんと全身を脱力させる
- これらを２回繰り返す

◆ちょっとした隙間時間に行うリラクゼーション

　身体のゆがみとり，首や肩こりの予防，腰痛の予防，リフレッシュに効果を発揮します。

> **肩回し**

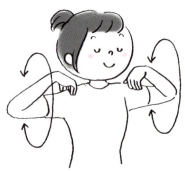

- 息を吸いながら，肩甲骨を前方から上にあげていく
- 肩が前に行った時，肩甲骨が開いている状態をイメージ
- 肩甲骨を後ろに動かす
- 肩が後ろに行った時，左右の肩甲骨がぐっと近づいている状態を

イメージ
・肩を下げる時に息を吐く

> 腰回し

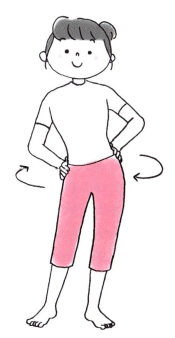

- 足は肩幅に開き，顔は正面を向き，両手を腰に当てる
- 頭の位置をできるだけ動かさないようにして腰を回す
- 腰が右に行く時は左手で押す。前に行く時は両手で，左に行く時は右手で押す
- ゆっくり丁寧に

◆漸進的筋弛緩法

　シュルツ(Schultz JH)が提唱する本格的な心理療法です。各部位ごとに，まず，力を入れた後，力を抜く（力は２度に分けて抜く）ことで，身体をリラックスさせます。

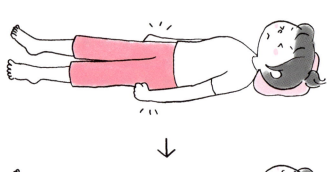

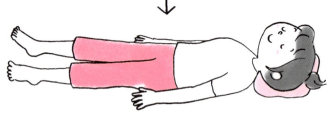

① 手首
② ①から肘まで
③ ①から②と肩
④ ①から③と足先
⑤ ①から④と膝まで
⑥ ①から⑤とお尻まで
⑦ ①から⑥と顔・頭

仕事と違う世界をもつ

　バーン(Berne E)は，交流分析という心理療法理論で，人の心を大きく3つに分けました。「Adult(理性的な大人の心)」「Child(自由奔放な子どもの心)」「Parent(擁護的な親の心)」です。他者との関係において，それぞれをバランスよく使うことが大切であると述べています。看護には感情労働の側面があります。自分の感情をコントロールして，患者の気持ちに沿った関係性を優先させなくてはなりません。

　このような時，人は自由奔放な子どもの心を抑え，理性的な大人の心

と，擁護的な親のこころをフル活用して仕事をこなします。つまり，心がかなり無理や我慢をしているのです。これを続けていると，心のバランスが偏ってしまうのです。

　こころにエネルギーを取り戻すためには，自分の子どもの心を取り戻す必要があります。仕事やしがらみを離れて，自分が勝手気ままにやりたいこと，心からホッとすること，没頭できること，お腹の底から笑えること，そんな時間や場所をもつことが大切です。仕事以外の世界，自分のためだけの時間をもちましょう。

　子どもの心は人によってさまざまです。映画，漫画，自分の子どもや孫と遊ぶこと，動物の世話をすること，植物を育てること，スポーツ，絵を描くこと，音楽を聴く・演奏すること，お酒を飲むこと，何でもよいですし，ほんのわずかな時間でもよいのです。仕事を忘れる時間を大切にしましょう。

人に話す・相談する

　家族や友人，同僚など，誰かに話すだけで，気持ちに整理がつくことがあります。「うん，うん」と聞いてもらうだけで，気が楽になります。話すことで，頭のなかが整理され，自分で解決の方向性に気づくこともあるでしょう。

　また，仕事を進めるうえで，相談できる先輩，信頼できる先輩（メンター，プリセプター）をもつことが，ストレス軽減に大きく役立つとも言われます。仕事がきつくても，自分の仕事の内容を良くわかったうえで相談に乗ってくれる人が身近にいれば，ストレスは減るということです。ただ，同僚や上司への相談が難しい場合もあるかと思います。メンタルヘルス相談を設けている職場もありますから，自分の職場の窓口を確認してみましょう。また，公的機関にも無料相談窓口があり，専門家からアドバイスを受けることができます。

　相談が苦手という人もいます。1回相談して上手くいかなかったとしても，あきらめないことが大切です。場面を変えてもう一度だけ相談してみる，あるいは相談相手を変えてみるのもおすすめです。相談もス

キルの1つですから，経験を積むことで相談のスキルを上げていくことができます。

コーピング

コーピングとは，心理学者のラザルス（Lazarus RS）によって提唱されたストレスに対処するスキルのことです。個人がストレスに直面した時の意識のあり方や受け止め方が，ストレスになるかどうかやストレスの度合いに影響するという考え方です。ストレスに悩まない人たちは「コーピングがうまくいっている＝ストレスにうまく対処している」と言えるでしょう。

ストレスは必ずしも悪いものではありません。ストレスが全くない状況では，人は意欲や達成感が失われ，発展・向上しなくなるとも言われます。適度なストレスは脳の働きを活性化し，パフォーマンスを向上させ，次の成長へと導く効果があります。ストレスコーピングの活用によって過度なストレスを上手にコントロールするための対処法が増えることは，仕事における充実度を高めることに役立ちます。

表5-6 コーピング

問題解決	積極的に取り組み働きかける
良い方向に考える	「たいしたことはない」と楽観的に考える
人の援助を求める	誰かに相談したり，援助を頼んだりする
気分転換	問題と関係のない活動をする
逃避や回避	そのまま放置。他者にも責任があると考える
あきらめ	自分の考えでは及ばないと，あきらめる

Point
❶基本は問題解決に向けて努力すること！
❷場面に応じて，さまざまなコーピングを使い分ける

コーピングの種類については諸説ありますが、ここでは、表5-6に示す6つのコーピングを紹介します。この6つのうち、基盤となるのは、問題解決です。何かストレスフルなことが起こった時、まずは、積極的に取り組み働きかけることが大事なことは言うまでもありません。しかし、どんな問題に対しても常にこの態度で臨むことは無理があります。1人で抱えきれない量だったり、そもそも理不尽な出来事だったり、上司や組織全体で取り組むべきことだったり、そのような時に、1人で抱え込むことは適切な解決方法とは言えません。

　時には、たとえ深刻な問題であったとしても「たいしたことはない」と楽観的に考える、人に頼る、問題と関係のない活動をして気を紛らす、しばらくそのまま放置する、自分ばかりが責めを負うのでなくて他者にも責任がないか疑ってみる、自分の考えでは及ばないとあきらめる、このような対応を柔軟に取ることも大切です。

　コーピングの種類をたくさんもつことは、対応の柔軟さを生みます。これらは、経験によって積み重ねられるものです。ストレスに何とか対処して難関を乗り越えることは、その時の苦境を脱するだけではなく、次の事態への貴重なコーピングの引き出しを身につけることにつながっています。

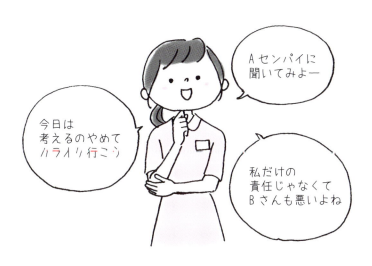

アンガーマネジメント

　アンガーマネジメントという技術は，1970年代にアメリカで生まれた感情制御のノウハウです。自分の怒りを理解することで暴発を避け，冷静な判断を助けることがアンガーマネジメントです。

　仕事のうえで，ついカッとなって言い返す，というようなことは誰にでもあると思いますが，その時にまず試したいのは「6秒ルール」です。人が怒りを覚える時，脳内では興奮物質のアドレナリンが激しく分泌されています。このアドレナリン分泌のピークは，怒りを発してから6秒後と言われています。その最初の6秒間をやり過ごしてしまえば，その後は徐々に冷静さを取り戻すことができるという説です。

　怒り狂っている時に「6秒をやり過ごす」ことは決して簡単ではありません。その時に役立つのが「他のことに意識を向けること」です。一番簡単な方法は，心のなかで6秒カウントするというものです。このほかにも，表5-7に示すように，深呼吸をする，水を飲む，近くにある物を見つめる，自分の目的を改めて意識する，その場を離れるといった行動があげられます。いずれにしても，6秒間，他のことに注意を注いでみましょう。取り返しのつかない事態を，とりあえず回避することに役立ちます。

表5-7　6秒をやり過ごす方法

1. 6秒を心のなかで数える
2. 深呼吸をする
3. 水を飲む
4. 近くにある物を見つめる
5. 自分の目的を意識する
6. その場を離れる

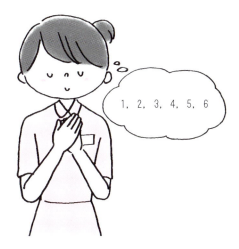

文献

1) 厚生労働省：事業場における労働者の心の健康づくりのための指針 労働政策研究・研修機構2000年8月9日．http://www.jil.go.jp/kisya/kijun/20000809_02_k/20000809_02_k_shishin.html（2019年3月閲覧）

2) 足立はるゑ，井上眞人，井奈波良一：看護職のストレスマネジメントに関する研究―ストレス・ストレスコーピング尺度（SSCQ）の看護職への適用．産業衛生学雑誌．47(1)：1-10, 2005.

3) 安藤俊介：アンガーマネジメント入門．朝日文庫, 2016.

4) 鈴木安名：スタッフナースの離職を防ぐメンタルヘルスサポート術．日本看護協会出版会, 2009.

5) 坪井康次：ストレスコーピング―自分でできるストレスマネジメント．心身健康科学．6(2), 2010

6) リチャード・S・ラザルス，スーザン・フォルクマン・本明寛，春木豊，織田正美監訳：ストレスの心理学―認知的評価と対処の研究．実務教育出版, 1991.

7) 厚生労働省，独立行政法人労働者健康福祉機構：Selfcare心の健康 気づきのヒント集．2013．http://kokoro.mhlw.go.jp/brochure/worker/files/H25_kokoronokenko.pdf（2019年3月閲覧）

8) 厚生労働省：こころの耳
http://kokoro.mhlw.go.jp/（2019年3月閲覧）

9) パブリックヘルスリサーチセンター
https://www.phrf.jp（2019年3月閲覧）

索 引

—— 欧文 ——

50音表　143
6秒ルール　166
BPSD　33
DSM　32
ICD　32
MMSE　46
Speech chain　4
wellbeing　81

—— あ ——

アパシー　109
アルツハイマー型認知症　16, 35
アンガーマネジメント　166
意味記憶　21
意味性認知症　141
意欲低下　109
うつ状態　106
エピソード記憶　21, 25
遠隔記憶　24
嚥下障害　144
嚥下体操　118
音源定位　13

—— か ——

海馬　27
化学的ストレッサー　151
学習性無力感　109
片膝かかえ　159
肩回し　160
加齢性難聴　13, 138
環境調整　55
看護行為　51
感情記憶　25
記憶　19, 21
記憶障害　35, 44, 104, 128
記憶のバイアス　22
記憶のメカニズム　27
疑心暗鬼　125
記銘　19

嗅覚的環境　57
空間的環境　57
クローズドクエスチョン　142
血管性認知症　38
言語的コミュニケーション　6
幻視　41
見当識　119
見当識障害　35, 44, 75
健忘　117
更衣　86
構音障害　144
行動・心理症状　9, 33, 36, 39, 41
後頭葉　27
交流分析　162
語義失語　141
腰回し　161
誤認妄想　41
コーピング　164
コミュニケーション　2
コミュニケーション障害　35, 38, 41
コミュニケーションノート　142

—— さ ——

再生　19
錯綜図　130
ジェスチャー　8
視覚機能　14
視覚的環境　56
視覚的理解　7, 59, 72
時間の勾配　24, 62
視空間性障害　35, 40
視空間認知　94, 115, 130
自己効力感　82
自己中心性バイアス　22
視線　8
失行　89, 91, 94
実行機能障害　40
失語症　141
弱視　15

若年性認知症　44
準言語　28, 60
準言語的コミュニケーション　9
情緒的な消耗感　153
常同行動　43
食事　96
書字　7, 59
人物誤認　133
心理社会的ストレッサー　151
遂行機能障害　94
ストレス　148, 150
ストレス刺激　150
ストレス耐性チェック　156
ストレスチェックリスト　156
ストレス反応　151
ストレッサー　150
生活史　61
生物学的ストレッサー　151
漸進的筋弛緩法　161
前頭側頭型認知症　42, 141
全盲　15
側頭葉　16, 27

――た――

大脳辺縁系　27
たたく　79, 113
脱人格化　154
達成感の低下　154
注意障害　40
聴覚的環境　55
聴覚的理解　7, 59
つねる　113
手続き記憶　21, 36
頭頂葉　16, 27
同名半盲　15
トリガー　64

――な――

難聴　12, 138
入浴　92
認知機能障害　33, 35, 38, 40

――は――

徘徊　9

排泄　94
パーキンソニズム　41
発話　7, 59
バーンアウト　153
被害妄想　125
非言語　28, 60
非言語的コミュニケーション　8, 29
ひっかく　113
ピック病　43
ヒューリスティック効果　28
表情　8
復唱　83
物理学的ストレッサー　151
触れる　66
暴言　78, 111
暴力　78
保持　19
ポジティブ優位性効果　22
補聴器　14
ホメオスタシス　150

――ま――

見つめる　66
無言　9
無動　9
無力感　98
盲　15
妄想　75
燃え尽き症候群　153
物盗られ妄想　36

――ら――

リアリティ・オリエンテーション法　168
量的労働負荷　148
両膝かかえ　159
リラクゼーション　159
レビー小体型認知症　40
労働負荷の変動　148

――わ――

ワーキングメモリー　19, 59, 69
笑い　29

【著者紹介】

飯干紀代子●いいほし・きよこ

志學館大学人間関係学部教授。言語聴覚士，公認心理師，臨床心理士。専門は高齢者のコミュニケーション障害，高次脳機能障害。著書に『今日から実践　認知症の人とのコミュニケーション―感情と行動を理解するためのアプローチ』(中央法規出版，2011年)，『言語聴覚士のための心理学』(共著，医歯薬出版，2012年)，『認知症のコミュニケーション障害―その評価と支援』(共著，医歯薬出版，2013年)，『実践　認知症診療―認知症の人と家族・介護者を支える説明』(共著，医薬ジャーナル社，2013年)，『最新　介護福祉士養成講座5　コミュニケーション技術』(共著，中央法規出版，2019年)などがある。

看護にいかす
認知症の人とのコミュニケーション
現場で使える理論とアプローチ

2019年6月10日　初版発行
2021年9月10日　初版第2刷発行

著　者　飯干紀代子
発行者　荘村明彦
発行所　中央法規出版株式会社
〒110-0016　東京都台東区台東3-29-1　中央法規ビル
　営　　業　TEL 03-3834-5817　FAX 03-3837-8037
　書店窓口　TEL 03-3834-5815　FAX 03-3837-8035
　編　　集　TEL 03-3834-5812　FAX 03-3837-8032
　https://www.chuohoki.co.jp/

印刷・製本　広研印刷株式会社
装丁・本文デザイン　クリエイティブセンター広研

ISBN978-4-8058-5901-8

定価はカバーに表示してあります。
落丁本・乱丁本はお取り替えいたします。
本書のコピー，スキャン，デジタル化等の無断複製は，
著作権法上での例外を除き禁じられています。
また，本書を代行業者等の第三者に依頼してコピー，スキャン，デジタル化することは，
たとえ個人や家庭内での利用であっても著作権法違反です。

本書の内容に関するご質問については，下記URLから「お問い合わせフォーム」に
ご入力いただきますようお願いいたします。
https://www.chuohoki.co.jp/contact/